웰빙요가

웰빙요가

초판 인쇄 2021년 4월 10일
초판 발행 2021년 4월 15일

지은이　　이경선
펴낸이　　진수진
펴낸곳　　청풍출판사
주소　　　경기도 고양시 일산서구 덕이로 276번길 26-18
출판등록　2019년 10월 10일 제2019-000159호
전화　　　031-911-3416
팩스　　　031-911-3417

웰빙요가
WELLBEING YOGA

[저자 이경선]

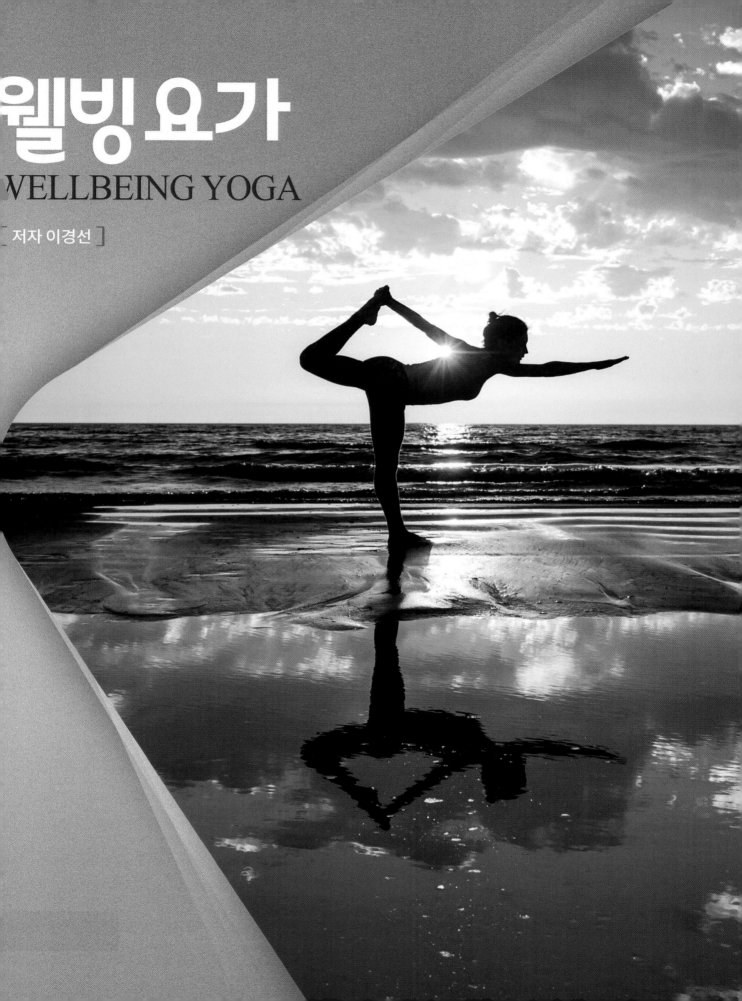

서문

    인도 바라나시에서 유학생활을 하면서 인도 정통요가를 알게 되었고 인도인들의 생활을 좀더 가까이에서 지켜 볼 수 있는 소중한 기회를 가졌었다. 그 당시 많이 덥고 전기조차 자주 나가 생활하는데 몹시 힘들기도 하였지만 돌이켜보니 나만의 시간을 가지고 공부하면서 하고 싶은 일들을 할 수 있었던 시절이었던 것 같아 그립기만 하다.

    인도에서 많은 성인들과 철학자들을 만나려고 막연한 동경을 가지고 갔지만 막상 가서 생활하면서 잘 적응하지 못하고 많은 방황과 함께 실망 그리고 좌절을 여러 번 겪으면서 후회도 많이 했었다. 돌이켜 생각해 보니 눈뜬 시각장애인으로 살면서 정작 주위의 성인들을 알아보지 못하고 찾아 헤매면서 방황한 것은 자신의 어리석음 때문이었음을 이제야 알게 되었다.

    2005년 귀국해서 보니 국내에서는 요가가 한창 붐을 이루고 있었다. 현재 그때의 붐은 어느 정도 꺼진 상태이지만 요가의 붐이 지속적으로 이어진다면 국민건강에 많은 도움이 될 것이다. 게다가 요즘은 힐링과 명상 붐이 일고 있는 추세로 요가와 명상을 같이 수련하면 육체적 건강은 말할 것도 없고 정신 건강에 이보다 더 좋은 수련이 없기 때문에 누구에게나 수련하는 것을 권장하고 싶다. 특히 급격하게 고령화 시대에 접어든 우리나라는 국가적 과제인 국민 건강에도 요가와 명상이 크게 이바지 할 것이라고 확신한다. 오늘날 명상은 특히 혼자 잘 놀 수 있는 가장 좋은 여가 활용법이면서 자아탐구의 도구라고 생각한다.

    그동안 웰빙요가를 강의하면서 여러 가지 경험과 함께 다양한 학생들로부터 받은 질문 등을 정리해서 책으로 출판하게 되었다. 건강이나 요가에 관심있는 초보자들을 위한 가장 기초적인 요가 수련법을 소개하는 안내서로 알고 조금만 실천하면 건강을 잘 유지할 수 있을 것이다.

    요가 수련에서 호흡법은 매우 중요한데 처음에 호흡법을 다루지 않고 요가에 대한 전반적인 이론과 아사나를 다루고 호흡법을 후반부에서 다루는데 혹시 호흡을 먼저 수련하고자 한다면 호흡부터 살펴보는 것도 무방하다.

    요가 아사나 명칭은 주로 동물이나 사람의 모양 등을 본떠서 붙여진 이름들이다. 아사나 수련시 몸의 균형을 위해서 반드시 좌·우를 같은 횟수만큼 수련하는 것이 좋다. 또한 아사나 수련시 어느 쪽을 먼저 해야 하는지에 대해서는 문헌학적인 근거는 없다. 좌·우, 어느 쪽을 먼저 해도 무방하다.

스와미 라마는 "삶을 즐기기 위해서는 어떤 물건에도 이기적으로 집착하지 말아야 한다. 무집착이란, 결과에 대해서 바라거나 걱정하는 바가 없이 순수한 동기와 올바른 수단을 취하는 것을 뜻한다. 행동을 버린 사람은 타락하지만 행동의 대가를 버린 사람은 자유를 얻을 것이다."라고 까르마 요가를 강조하였다.

요가수련의 효과는 몸의 근육은 물론이거니와 오장육부의 기능까지도 강화시켜 주기 때문에 남녀노소 누구에게나 권하고 싶은 수련법이다. 특히 손발이 차서 고민인 사람들이나 회복기의 환자들 그리고 건강을 좀더 챙기고 싶은 사람들에게 간절히 권하고 싶다.

끝으로 요가 시연을 기꺼이 해주신 김태희 선생님과 김도희 선생님 그리고 교정을 위해 수고해 주신 한광희 선생님께도 깊은 감사를 드린다. 특히 출판을 허락해 주신 혜민북스 대표님께도 감사드린다.

2018년 4월

원광디지털대학교 서울 캠퍼스에서

이경선 합장

CONTENTS

1

웰빙 요가 Well-being Yoga

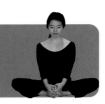

1 요가와 웰빙 요가의 의미

요가는 가장 오래된 삶의 철학으로, 우리의 몸과 마음 그리고 영혼을 통제할 수 있는 진리의 가르침이며 최고의 행복을 누리기 위해서 수련하는 인도의 수행법 중의 하나이다. 이 가르침은 수천년 동안에 직접 경험해서 깨달음을 얻은 요기(요가 수행자)들에 의해서 전해져 온 것이다.

요가는 특정한 사람들만이 수련하는 것이 아니라 누구든지 관심 있는 사람이면 수련할 수 있는 수행법으로 종교를 초월해서 남녀노소, 누구나 요가를 수행하면 많은 행복은 물론이거니와 정신 통일을 이룰 수 있다.

요가(Yoga)의 어원은 산스크리트어(힌디 古語) 동사, 'yuj(유즈)'에서 파생한 말로 '결합하다, 멍에를 메다, 억제하다'의 의미이다. 한문으로는 유가(瑜伽)라고 음역(音譯)하는데 이는 상응(相應)[1]이라는 뜻이다.

요가(Yoga)란 말이 가장 먼저 언급되는 문헌은 타이티리야 우빠니샤드[2]이다. 바가바드 기타[3]에서는 '요가는 마음이 평정된 상태'라 정의한다. 또 까타 우빠니샤드[4]에서는 요가는 '감각기관과 마음을 제어(조절)하여 절대자(브라흐만)를 인식하는 방법'이라 한다. 반면에 빠딴잘리[5]의 요가경에서는 '요가는 마음이 자꾸 변하는 것을 멈추게(止滅) 하는 것'이라고 한다. 원래 '요가(Yoga)'란 어원에는 '명상'이라는 뜻도 내포되어 있는데 여기서는 협의적인 의미인 아사나(āsana)를 지칭한다.

웰빙(Well-being)의 사전적 의미는 복지, 안녕, 행복으로 심신의 안녕과 행복을 추구하는 것이다. 순우리말은 '참살이'이다. 이는 몸과 마음을 유기적(有機的)으로 결합시켜 인생을 풍요롭고 아름답게 영위하고자 하는 신세대들의 새로운 라이프 스타일(life style)이나 문화 코드를 의미한다. 이로 인하여 네오 웰빙(Neo-wellbeing)이라

---

1) 주관·객관의 모든 사물이 서로 응하여 융합하는 일
2) Taittirīya Upaniṣad, 초기 우빠니샤드에 속하는데 3장의 형식으로 구성되어 있다. 주된 내용은 인간의 육신에 어떻게 아뜨만이 투태되었는지를 구체적으로 설명하는데 마치 육신은 양파 껍질처럼 다섯 겹으로 쌓여 있다고 한다.
3) Bhagavad Gīta, 인도의 대서사시, 마하바라따(Mahābharata)의 제6편, 비쉬마품(Bhīṣma-parvan)의 일부로 제25~42절까지 합쳐서 18장, 700계송으로 이루어진 철학서이다. 힌두교의 최고 경전으로 일반 대중에게 가장 인기 있는 경전중의 하나로 인도인의 정신을 잘 나타내는 아주 소중한 문헌이며 힌두교 3대 경전 중의 하나이다. 특히 서민대중의 삶속에서 함께 호흡해 온 경전이다.
4) Kāṭha Upanisad 또는 Kāṭhaka Upanisad 라고도 부른다. 이 문헌은 중기 우빠니샤드에 속하는데 나찌께따와 죽음의 신, 야마가 문답한 내용이다.
5) 요가를 체계화 시킨 인도 철학자

는 새로운 말이 탄생되었다.

네오 웰빙이란 현대 사회에서 위험한 웰빙 열풍을 경계하면서 삶의 진정한 행복을 누리자는 취지에서 심신의 안녕과 건강뿐만 아니라 진정한 삶의 행복까지도 추구하는 고차원적 생활을 의미한다. 이와 비슷한 또 다른 의미의 신어(新語), 로하스(Lohas)는 건강과 환경이 결합된 소비자들의 생활패턴을 뜻하는데 이들은 건강은 물론이거니와 더 나아가 환경까지도 생각한다. 이들은 정보에 해박하고 광고 등에 현혹되지 않으며, 독자적이고 비판적인 시각을 갖는 것이 특징이다. 로하스족들의 소비패턴은 유기농 재배 농산물을 비롯하여 에너지 효율 가전제품, 태양열 전력, 대체 의약품과 친환경적 유기농법까지도 개발해서 소비하는 사회적 웰빙을 선호한다. 그러므로 여기서의 웰빙은 네오 웰빙과 로하스(Lohas)의 의미를 다 포괄한다.

웰빙 요가란 네오 웰빙과 로하스(Lohas)의 생활에다 요가 수련을 통하여 몸과 마음을 잘 힐링(healing)하면서 이웃과 함께 행복하게 살아가는 문화 수련법이다.

의학계에서는 재활의학, 신경정신과 분야에서 요가를 연구해서 응용하고 있는 실정이며 대체의학으로 요가는 많은 각광을 받고 있다. 반면에 인문과학 분야에서는 요가의 철학적 이론과 경전을 바탕으로 심리학, 정신분석학, 비교종교학 등 철학적인 관심이 점점 높아지고 있는 추세이다. 이 외에도 체육학, 음악, 무용 그리고 종교 등에서도 필요에 따라 요가를 잘 응용해서 활용하고 있다.

오늘날 요가는 대중적인 스포츠로 인식되어 다이어트 요법이나 아름다운 몸매를 유지하기 위해서 수련하거나

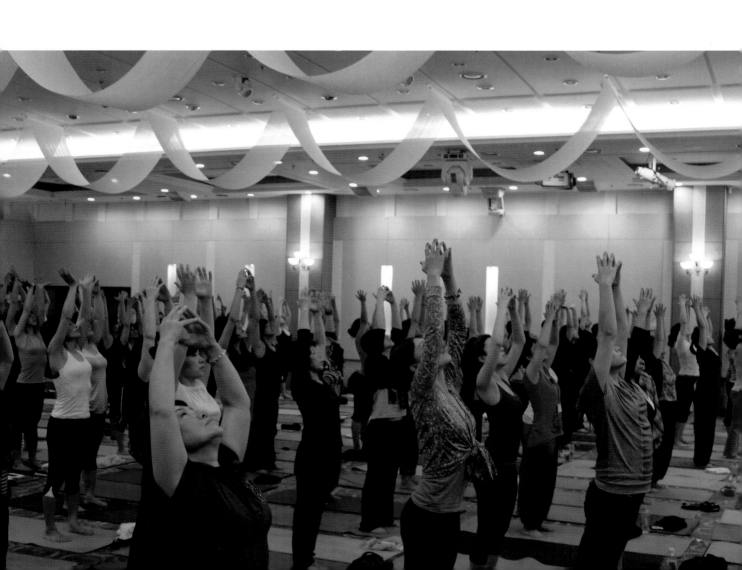

레저 시간에 활용하는 사람들도 흔히 볼 수 있다. '잘 사는 것'이란 바로 건강하게 사는 것을 의미한다. 세계보건기구(WHO)에서는 건강이란 병이 없는 또는 허약하지 않은 상태가 아니라, 신체적, 정신적, 사회적 그리고 영적으로 완전히 양호한 상태로 정의한다.

현대인들은 물질문명의 사회에서 물질적 풍요를 누리면서도 환경오염과 각종 스트레스로 인하여 육체는 물론이거니와 정신건강도 위협을 받고 있다. 고로 건강하게 잘 사는 것, 즉 다양한 웰빙 건강법에 관심을 두고 있다.

오늘날 요가는 다양한 계층의 사람들에게서 폭넓게 각광을 받고 있다. 특히 요가를 잘 이해하기 위해서는 자신이 직접 수련하면서 체험을 하는 것이 가장 좋다. 생소한 동작들도 반복적인 수련을 통하여 익숙해지면서 차츰 몸도 유연해짐을 스스로 깨닫게 된다.

2 요가 수행의 목적

인도의 철학서, 우빠니샤드 문헌에서는 오늘날과 같은 체계화된 요가는 아니지만 요가가 무엇이며, 왜 요가를 수련해야 하는지에 대하여 다음과 같이 언급한다.

> 마음과 다섯 감각들이 아뜨만(自我)에 고정되면
> 감각기관들을 조정하던 '지혜'가 전혀 움직이지 않으니
> 이 상태를 최상의 단계라고 한다.
>
> 이처럼 감각들이 고정되어
> 흔들리지 않을 수 있는 단계에 이르게 하는 것을
> '요가'라고 부른다.
> 구도자는 조금의 자만심도 갖지 않는 경지에 이를 수 있나니
> 요가로써 마음의 평온함을 통제할 수 있기 때문이다.[6]

인도 철학적인 관점에서 요가의 궁극적 목적은 인도의 모든 종교와 철학이 궁극적으로 지향하는 것으로 바로 '해탈'이다. 해탈을 하기 위한 방법에는 다양한 형태가 있는데 그 중 하나가 바로 요가 수행법이다. 여기서 요가란 마음에서 일어나는 모든 사고의 활동이 완전히 멈추고 사라진 상태(해탈)를 요가라고 하지만 또한 이 단계(해탈)에 이르는 방법(길)을 의미하기도 한다. 그러므로 요가의 궁극적 목적은 몸과 마음의 완전한 자유, 즉 해탈을 뜻한다. 이는 영적인 깨달음만이 우리의 고통을 영원히 없앨 수 있는 유일한 방법이라는 의미이다.

---

6) 까타 우파니샤드, 제3부 1장 10-11

인도 철학에서는 영적인 깨달음만이 인간의 고통이나 괴로움을 완전히 제거해 줄 수 있다고 본다. 반면에 학문적 지식이나 정보 또는 기술 등은 인간의 욕구나 욕망을 잠시 채워주는 것이라 여긴다. 고로 영적인 깨달음만이 무지에서 해방되어 완전한 자유를 성취할 수 있다는 뜻이다. 그러므로 영적으로 사람을 돕는 것이 그에게 줄 수 있는 가장 고귀한 선물이며 큰 축복이다. 이는 인류에게 정신적 큰 깨달음을 주는 사람이 가장 고귀한 사람이며, 정신적 갈망을 충족시켜 주는 사람이 가장 위대한 스승(구루)이다. 왜냐하면 이런 사람은 어떠한 상황이나 환경 조건에서도 구속됨이 없는 절대의 자유를 얻은 성인이기 때문이다. 이 경지, '절대의 자유'를 불교나 자이나교 또는 힌두교에서는 영혼의 자유, 즉 해탈 또는 열반이라고 한다.

웰빙 요가 수련의 목적은 요가를 수련해서 건강하고 아름다운 몸과 마음으로 행복한 삶을 살아가는 것이다. 요가를 수련하면 근력[7] 강화는 물론이거니와 오장 육부[8]의 기능까지 강화시켜 준다. 또한 자율신경(自律神經, autonomic nerve)[9]이 안정되어 모든 육체적 생리 기능이 향상될 뿐만 아니라 정신질환에도 매우 효과적이다.

명상수련의 특징은 뇌를 젊게 유지시키는데 특히 뇌의 노화를 방지해 줄 뿐만 아니라 수련으로 인하여 엔돌핀파인 알파(alpha, α)파[10]가 생성된다. 이 뇌파는 정신건강의 척도로 뇌파의 주파수와 진폭을 보고 뇌의 활성도나 뇌건강 상태 등을 알 수 있다. 즉 이 알파파는 명상 수련 등을 통해서 정신이 깨어있는 상태(충분한 휴식과 몸과 마음의 이완)에서 생긴다. 알파파의 특징은 집중력, 기억력, 논리력을 몇 배에서 몇십배 이상 늘려주기 때문에 집중력을 필요로 하는 학생이나 수험생 또는 정확도가 필요한 골퍼(golfer)나 양궁선수 등 다양한 직업을 가진 사람들에게 매우 중요하다.

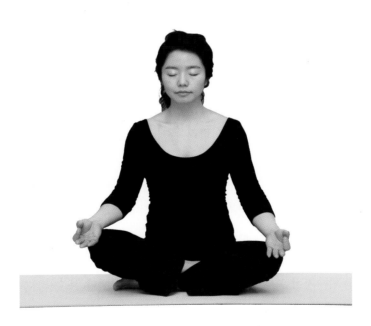

---

7) 근육의 힘 또는 그 힘의 지속성

8) 오장은 간장·심장·비장·폐장·신장, 육부는 대장·소장·쓸개·위·삼초(三焦)·방광 등을 말한다. 장(臟)은 내부가 충실한 것, 부(腑)는 반대로 공허한 기관을 의미한다.

9) 콩팥, 소화관, 허파, 심장 등의 내장과 혈관, 외분비선(침샘), 내분비선(호르몬 분비샘) 등 의지와는 관계없이 자동적으로 활동하는 기관을 지배하는 신경을 말한다. 자율 신경계에는 교감 신경계와 부교감 신경계의 2가지가 있다. 내장의 여러 가지 기관은 서로 반대 작용을 하는 이 두 가지 신경에 의해 지배되고 있다.

10) 정신이 깨어있는 상태로 8~12 Hz의 대역의 뇌파

③ 완전한 건강을 위한 요가

디지털 시대의 사회적 특징은 속도감 있는 빠른 생활 자체에서 헤어날 줄을 모르고 사람들이 살고 있다. 각 분야의 기술적 발전은 빛의 속도처럼 빠르게 변화되고 있으며 특히 서민들은 자신의 건강을 돌볼 겨를이 없이 생활전선에 매진하고 있는 형편이다. 이것이 바로 성과위주 시대의 한 단면이므로 무엇이 자신의 육체적, 정신적 그리고 더 나아가 영적으로 이롭게 하며 무엇이 자신에게 가장 중요한 일인지를 알고 꾸준히 노력해야만 한다.

대부분의 현대인들은 직장이나 사회에서 항상 긴장 속에서 스트레스를 받으면서 미래에 대한 불확실한 보장, 현재의 위치나 신분 그리고 보이지 않는 경쟁력 등에 불안감을 느끼면서 살아가고 있다. 본인 스스로 의도한 적도 없는데 자신의 건강 등을 돌아 볼 겨를도 없이 바쁘게 살아가면서 자신의 몸을 너무 무리하게 사용한다. 게다가 노후에 대한 두려움이나 질병 또는 각종 암 등에 대한 노이로제까지 갖고 있다. 핵가족 문화와 고령화 사회가 두드러지게 나타나면서 노년층들의 외로움이나 두려움 그리고 혼자서 죽음까지도 맞이하는 사람들이 많아지므로 인하여 큰 사회문제로 대두하게 되었다. 그러다보니 많은 사람들이 진정제 또는 수면제나 알코올 등을 상습적으로 남용하기도 한다.

오랜 시간을 신선한 공기나 햇볕이 차단된 환경에서 생활하며 장시간 일을 하거나 생활을 한다. 또 신선한 자연식을 섭취하지 못하고 육식위주의 식생활이나 운동부족의 원인에서 생기는 비만과 함께 과다한 약물 남용이 몸의 자연치유력을 감퇴시킨다. 우리 몸의 기능은 3가지로 나누어진다.

첫째 몸을 이루고 있는 근육이나 뼈 그리고 인대
둘째 모든 세포와 조직에 영양분을 공급하는 호흡기, 순환기 그리고 소화기
셋째 육체적, 정신적, 정신 반응의 균형을 유지시키며 통제하는 신경과 호르몬의 구조 등

요가는 서양의학과는 달리 건강을 연구하는 과학으로 수련을 통하여 건강이나 생활의 활력을 얻게 해 준다. 매일 자신의 몸을 잘 보살핌으로써 몸의 모든 기능들은 잘 유지하고 또 회복시키려는 생물학적인 목적을 가지고 있다.

요가 수련은 체력을 소모시키면서 근육을 발달시키는 것이 아니라 모든 순환기와 세포를 자극해서 몸을 정상적인 컨디션으로 유지시켜 주는 것이 특징이다. 피하조직[10]들을 강화시켜 불순물들을 제거하며 중추기관을 활력있는 상태로 되돌려 신진대사(물질대사)[11]를 활발하게 한다. 불안감이나 긴장 또는 두려움 등을 해소하고 마음의 안정을 되찾게 해 주며 의지하려는 마음을 자립적인 생활로 돌려주며 타인을 위하여 무엇인가 하고자 하

---

10) 척추동물의 피부 밑의 진피(섬유성 결합조직) 아래에 있는 조직
11) 생물체가 몸 밖으로부터 섭취한 영양 물질을 몸 안에서 분해하고, 합성하여 생체 성분이나 생명 활동에 쓰는 물질이나 에너지를 생성하고 필요치 않은 물질을 몸 밖으로 내보내는 작용을 말한다.

는 의욕이 생기게 한다.

　요가 수련으로 인하여 건강이 회복되고 스트레스나 피로로 인한 긴장감이나 불면증이나 류마티즘 등으로부터 벗어날 수 있다. 우리들이 겪고 있는 대부분의 질병들은 몸의 주요 기능들이 제 기능을 다하지 못하는데서 비롯된다. 게다가 몸을 무리하게 사용하면 신체의 균형을 잃게 되거나 기능이 저하된다. 그러므로 요가수련은 우리 몸의 모든 부분에 영향을 미치며 최상의 컨디션과 균형을 유지시켜 준다.

똑같이 출발했는데, 세월이 지난 뒤에 보면
어떤 사람은 뛰어나고 어떤 사람은 낙오자가 되어 있다.
이 둘의 거리는 좀처럼 접근할 수 없는 것이 되어버린다.
주어진 시간을 얼마나 집중적으로 잘 보냈느냐에 달려 있는 것이다.

- 벤자민 프랭클린-

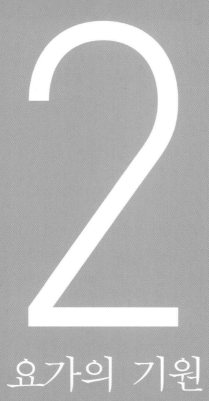

2

요가의 기원

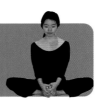

02 요가의 기원

1 요가의 역사

　요가는 인도인들의 정신생활의 근본이며 종교적 실천의 기둥으로서 고고학적 문헌들을 살펴보면 요가의 기원은 인도의 독특한 기후, 지질, 민족, 역사 등 복합적인 자연 환경에서 시작되었다. 기원전 3,000년경에 발생한 인더스 문명에서 이러한 근거들을 찾아 볼 수 있는데 이 문명의 유물 가운데 발견된 문장들 위에 새겨져 있는 고전적 요가 자세로 앉아 있는 신상(神像)은 후대의 요가인들이 주신(主神)으로 섬기는 시바(Śiva) 신으로 추측하고 있다.

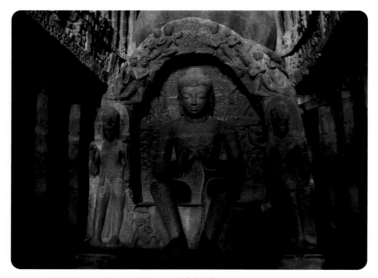

▲ 시바 신

　요가는 베다시대 이전에 이미 인도에서 수행되었던 것으로 보이며, 베다시대부터 바라문들이 제사를 지낼 때에 신비적이고 초자연적인 힘과 지혜를 얻기 위하여 수행하던 고행(Tapas) 수행에서도 찾아 볼 수 있다. 오늘에 이르기까지 4,000년 동안 요가는 수많은 유형의 형이상학과 결부되며, 요가의 많은 기술은 상당히 다른 목적들을 위해 활용되었다. 우리에게 알려진 요가는 자기제어를 통한 자기초월이라는 기초적인 이상에 늘 충실해 왔으며, 이 이상은 자기훈련을 통해 얻어낸 것이다.

요가의 진리를 깨닫고 가르친 사람은 최초의 스승이신 성자이거나 신이다. 요가를 처음 전파한 분을 비쉬누 신이라고 하고 비쉬누 신, 즉 이 시대를 바꾸어 세상에 일곱 번째로 나타난 사람인 라마찬드라가 그것을 인간에게 전했다고 믿고 있으므로 라마찬드라의 발자취가 요가의 가르침이다. B.C. 6세기경에 두 개의 인도의 대서사시가 나왔는데, 왈미끼(Valmiki)가 쓴 라마야나(Ramayana)와 뱌사(Vyasa)가 쓴 마하바라따(Mahabharata)이다.

요가는 유신적(有神的)인 사상에서 자유롭게 사색한 결과로 나타난 철학으로 우주는 어떤 원리에 의해서 이루어졌다고 한다. 즉 정신과 물질 두 원리가 근본이 되어 세계가 형성된 것이라는 상키야 철학의 이원론(二元論, 정신과 물질)을 주장한다. 특히 요가 수련자들은 명상의 높은 단계에서는 우주의 근본 진리가 곧 신이라는 것을 요가수행인 명상을 통해서 알게 된다고 하는데 이것이 곧 해탈이다. 다시 말하면, 해탈이란 주관적 정신이 객관적인 자연에게 끌리지 않고 자기의 위치를 지키는 것을 의미한다.

② 요가 철학의 실천론

요가는 인도인에게 있어서 고대로부터 이어 온 삶의 길이면서 또한 그들의 이상(理想)을 실현하는 방법으로 실천과 수행을 많이 강조한다. 근본 경전인 요가경(Yoga-sūtra)은 빠딴잘리(Patañjali)[1]의 저서로 B.C. 400-450년경에 편찬된 것으로 추정되는 문헌이다. 물론 요가적인 수행의 전통은 이보다 훨씬 이전이지만 빠딴잘리에 의해서 요가가 학문적으로 잘 체계화되었다.

요가철학은 주로 유신론적(有神論的)인 사상을 지니고 있다. 그러나 요가 철학의 최고신은 세상을 창조하고 지배하며 또 구제하는 신이 아니라 단지 순수한 순수정신(Citta)으로 규정한다. 따라서 요가의 체계(體系)는 이 마음(Citta)이 자꾸 변하는 것을 멈추게(止滅) 하는 것을 중요한 문제로 삼으며, 요가를 실현하기 위하여 실천론을 전개한다. 빠딴잘리는 영혼을 탐색하기 위해서 요가를 8가지 단계(實修法, Aṣṭāṅga-yoga)로 구분하는데 다음과 같다.

1) 금계(禁戒, Yama)
우리에게 필요한 보편적 도덕과 윤리적 계율들: 살생하지 않는 것, 거짓말을 삼가 할 것, 도둑질을 하지 않을 것, 음란하지 않을 것, 욕심내지 않을 것

2) 권계(勸戒, Niyama)
계행에 의한 자기 정화, 즉 개인적인 수행에 적용되는 행동 규율: 신체적 청결, 만족, 고행, 독송, 신에 대한 헌신(신을 믿는 것은 구원받기 위해서가 아니라 진리를 얻기 위함)

---

1) B.C. 2세기

금계와 권계의 목적은 욕망과 감정을 제어해서 일체의 모든 것과 조화를 이루게 한다.

3) 아사나(체위, 자세, Āsana)

아사나의 본질은 몸을 안정시켜 부동의 상태에 두고 안락을 유지하는 것이다. 긴장을 풀고 마음을 어떤 대상에 집중시킴으로서 달성된다. 아사나에 숙달되면 추위, 더위, 등의 상대관(相大觀)에 지배되지 않는다. 즉 요기(요가 수련자)는 아사나 수행을 통해서 육체에 집착하는 생각이 없어지고 육체로 하여금 영혼과 화합되게 된다. 요가경에서는 아사나에 대해 구체적인 명칭을 열거하지는 않았지만은 훗날 아사나의 종류는 매우 다양해졌다.

4) 호흡법(조식[調息], Prāṇāyama)

호흡법이란 호흡의 조절 또는 기술을 의미하는데 이는 호흡을 조절하고 억제하여 정신 집중력과 신체 기능을 강화시키는 수행이다. 호흡은 개인의 능력(폐활량)과 신체적인 한계(갑상선 또는 고혈압 환자 등)에 따라 서서히 조절하는 법을 배워야 한다. 쁘라나(Prāṇa)는 숨, 호흡, 생명 에너지(Vital energy), 생활능력(Life force) 또는 기(氣)를 의미하며 반면에 육체와 상반되는 개념으로는 '영혼'을 뜻한다.

① 들숨: 뿌라까(P raka)
② 날숨: 레차까(Rechaka)
③ 들숨과 날숨이 없는 숨 멈춤 상태: 꿈바까(Kumbhaka)

요기(남자 요가 수행자)들의 생활은 그가 수행한 날로 평가되는 것이 아니라, 그가 호흡한 수로 평가된다고 한다. 그러므로 요기는 올바른 방법으로 호흡을 느리고 깊게 하여야 한다. 이러한 호흡은 호흡기를 튼튼하게 강화시키며 신경조직을 안정되게 하며, 욕구나 욕망을 줄여준다. 욕구나 욕망이 감소될 때, 마음은 자유롭게 되고 집중하기에 적합하다. 잘못된 호흡법은 딸꾹질, 천식, 기침, 콧물, 머리, 눈, 귀의 통증, 신경계통이 흥분되는 것을 경험하게 된다. 숨을 느리고 깊게, 안정되고, 바르게 들이쉬는 것을 배우는 데는 상당한 시간이 필요하다.

17세기의 신비주의자인 카리바 에켄(Kariba Ekken)은 '고요한 영혼을 갖고자 한다면, 먼저 (본인의) 호흡을 잘 조절하라. 호흡이 잘 조절되면 항상 평온해 질 것이다. 호흡이 불규칙하다면 항상 근심 걱정으로 불안할 것이다. 그러므로 어떤 것을 시도하기에 앞서, 당신의 성격을 부드럽게 하고, 당신의 영혼을 잔잔하게 가라앉히는 호흡을 조절하라.' 고 한다.

5) 감각제어 (제감[制感], Praty h ra)

우리의 이성이 감각 기능에 굴복하게 되면 그 사람은 자기상실의 상태에 처하게 된다. 호흡 조절이 바르면 욕망의 외부적인 목표를 따르기 보다는 감각기능들이 내면으로 향하게 되고, 인간은 그것들의 압박에서 벗어나게 되는데 이 단계에서 모든 감각 기능은 제어된다. 그러므로 이 단계에 도달된 구도자는 자기 자신을 찾는 경험을 하게 된다. 이 단계를 내적 구도(Antaranga-sādhanā)라 한다.

6) 집중(Dhārana, 다라나)

마음은 자꾸 외부로 향하는 기질이 있는데, 이를 의지적으로 멈추게 하기 위하여 의식을 한 곳에 묶어 두는 것을 집중(다라나, Dhārana)이라 한다. 이 집중은 명상의 첫 관문으로 어떤 대상을 선택하든지 마음을 효과적으로 집중하는 목적에 부합하도록 해야 하며, 의식이 자연스럽게 내면화 될 때가지 끊어짐 없이 지속되어야 하며, 동시에 감각 억제도 하도록 노력해야 한다.

우리의 육체가 아사나에 의해 단련되면 마음이 호흡법으로 가다듬어지고, 모든 감각 기능이 감각제어의 통제(統制)하에 있게 될 때 우리는 '다라나'의 단계에 이르렀다고 말한다. 이 상태에서는 오로지 한 가지 일(특정한 객체)이나 본인이 열중하고 있는 일에 완전히 집중하게 된다. 이때 마음은 몰아의 경지를 맛볼 수 있다.

마음은 외부 세계로부터의 생각과 자신의 내부에서 일어나는 생각들을 분류하고, 판단하는 도구이다. 절제된 마음에 의해 잘 보호된 생각은 행복을 준다. 예를 들면 어떤 물건이나 기계에서 최고의 효과를 얻기 위해선, 그것의 작동방법을 알아야 하듯이 우리의 마음도 사고를 위한 도구임에 그것이 어떻게 작용하는가를 알아야 한다.

7) 명상(靜慮, Dhyāna[드야나]: 생각하다 - 마음이 고요해져 순수하고 맑다)

일반적 개념의 뜻인 명상(Meditation)은 '깊이 생각하다' '계획하다' 또는 '묵묵히 생각하다' 등의 의미를 내포하고 있으며 반면에 인도인의 사고에서는 명상을 고요히 생각하는 것에 그친 것이 아니라 생각을 끊는데까지 발전시켰다. 이는 명상을 통해서 보다 높은 수행의 경지에 도달할 수 있다는 의미로 요가(Yoga)나 드야나(Dhyāna)라는 산스크리트어로 사용된다.

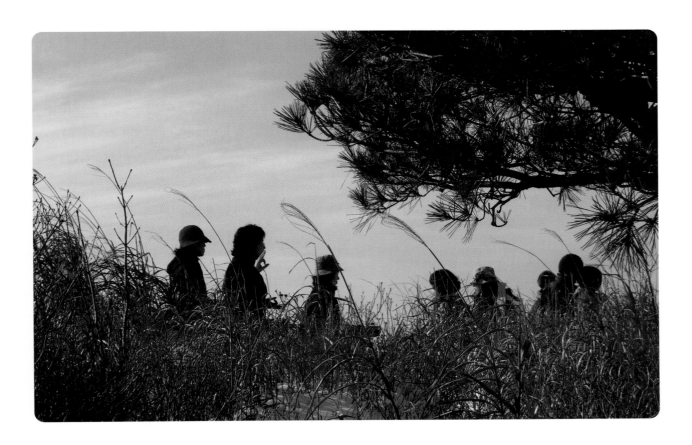

우빠니샤드는 '요가명상은 정신을 한 곳에 집중시키는 것'이라 하며 요가경에서는 '명상은 마음을 한 대상에 집중시켜서 주관과 객관이 하나가 되는 경지 또는 단계'라고 하는데 이는 명상을 통하여 마음을 집중하여 깊이 생각하면서 고요하게 된 나머지 그 생각마저 끊어진 단계를 추구하는 것을 의미한다.

명상을 의미하는 산스크리트어, 드야나(Dhyāna)는 찬도갸 우빠니샤드[2]에서 볼 수 있는데 명상을 학문적으로 연구하고 체계화시킨 인도의 수행자들이 쓰는 말로 인도인들이 생각하는 명상의 개념이다. 이는 종교적 측면에서 말하면 '오로지 한 가지만 깊이 생각한다'는 뜻을 포함하고 있으며, 반면에 서양인들이 주로 사용하는 명상의 개념은 절대자인 신을 생각하면서 신과 합일(合一)하려는 '종교적 묵상(Contemplation)'에 가까운 의미로 신비주의적인 내용이 내포되어 있음을 볼 수 있다. 반면에 불교에서는 명상을 선(禪) 또는 참선(參禪)이라고 하는데 고요히 어떤 대상(화두, 話頭)을 사유(思惟)하는 것을 말한다.

물이 그릇에 따라 모양이 변하듯이, 어떤 대상을 깊이 생각할 때 우리의 마음은 그 사물의 형태로 변형된다. 마치 항상 성스러운 것을 일념으로 생각하면 바로 그 성체(聖體)와 똑같게 성화(聖化)되는 것과 같다. 물이 이 용기에서 저 용기로 옮겨질 때, 우리는 물의 흐름을 보게 되는 것과 같이 우리의 집중이라는 흐름이 방해받지 않을 때가 바로 드야나(Dhyāna) 단계이다.

전기의 흐름이 방해받지 않을 때 전구의 필라멘트가 달구어져 밝아지는 것처럼, 수행자의 마음도 역시 명상에 의해 밝아진다. 즉 수련자의 육체, 호흡, 감각기능, 마음, 이성, 자아는 그의 명상의 대상, 즉 우주정신에 모두 통합된다. 이때 그는 모든 것을 초월한 경지에 도달된 상태로 지고의 행복(Supreme bliss) 이외의 어떤 감정도 없다.

명상의 목적은 우리 내부에 있는 의식의 중심을 깨닫는 초월의 경지, 즉 좋고 싫음, 춥고 더움 등의 이원론적 또는 이분법적인 사고방식이 일원론적으로 하나가 된다. 다시 말하면 주관과 객관이 하나가 되어 분별심이 자연적으로 없어진 단계를 말한다.

8) 삼매(三昧, Samādhi)

정신의 집중 상태가 최고조로 자신의 의식은 사라지고 대상(對象)만이 빛을 발하는 대우주와 합치된 상태로 종교적인 면에서는 해탈 혹은 깨달음의 상태로 이중성이 사라진 단계이다.

요가경에서는 동일한 대상을 가지고 이 3단계, 집중(Dhārana, 다라나), 명상(Dhyāna, 드야나), 삼매(Samādhi, 사마디) 모두가 이루어지는 것이 '다라나'라고 하는데 이는 '셋이 하나로 통한다'는 의미이다.

삼매에 있어서 저 무한하고
두루 비추는 최고의 광명이 있다.
이것을 볼 때에 이미 과거도 미래도
현재도 행해야 할 아무것도 없다.[3]

---

2) 제7권, 제6장, 제1절.
3) 요가 추다마니 우빠니샤드, 17.

삼매 단계는 구도자의 최종 목적지로 이는 심오한 명상으로 얻어지는 초의식, 해탈 상태로서 주체가 명상의 대상, 즉 절대(Paramātmā)와 합일된다. 이 단계는 단지 심오한 침묵으로 표현된다. 요가명상에서는 호흡이나 소리 즉 만뜨라 등을 통해서 얻을 수 있는데 특히 라자요가(Raja-yoga)에서는 하나의 집중 명상을 통하여 밖으로 분산되는 마음이 집중 대상(객관)과 명상하는 사람(주체)이 둘이 아닌 하나가 되었을 때(Non-dual, advaya, 不二) 이 삼매를 경험할 수 있다고 한다. 이 삼매는 명상이 한결 같아서 그 대상만이 빛나고 자기 자신은 없어지는 상태로 물과 파도가 하나가 되어 둘을 구분할 수 없는 단계를 지칭한다. 예를 들면, 옴(Oṃ) 만뜨라를 암송할 때 숨을 들이쉬고 내 쉴 때 본인이 암송하는 소리에 몰입되어 끊어짐이 없이 계속해서 듣는 것을 집중 대상으로 삼는 것으로 단지 몸과 마음이 평화로운 상태에서만 이 만뜨라에 집중할 수 있다.

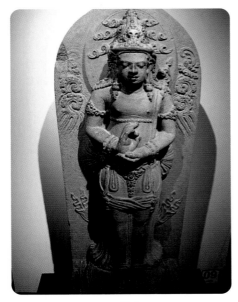

▲ 쉬바

❸ 요가 수련시 주의 사항

1. 요가 수련자는 부단한 인내심과 지구력 그리고 긍정적인 자세를 가지고 꾸준히 노력해야만 한다. 즉 자신을 잘 절제하고 조절하는 정신력이 필요하다.
2. 요가수련은 매일 같은 시간에 규칙적으로 하는 것이 좋으며, 매일 아침 공복인 상태에서 30분에서 1시간 정도는 수련하되, 위에 부담이 없이 편안하게 수련하기 위하여 수련 전후 가능한 한 1시간 30분전에는 음식섭취를 금하며, 수련 후 최소한 1시간 후에 음식을 섭취한다.
3. 통풍이 잘 되는 평평한 바닥에 요가매트나 담요 또는 타올 등을 깔고 한다.
4. 음식은 지나친 자극성 또는 지방질 음식이나 차고 뜨거운 것을 최소한 자제하는 것이 좋다.
5. 옷은 호흡과 혈액순환을 방해하지 않는 느슨한 복장이 좋으며, 발은 맨발이어야 하며, 시계나 안경, 장신구 등은 착용하지 않는 것이 좋다.
6. 목욕은 수련하기 최소한 30-40분 전후로 하는 것이 좋다(수련 후 체온과 맥박 등이 정상으로 되돌아오기 위한 시간)
7. 통풍이 잘 되면서 온도가 알맞으며 조용한 곳이면 수련 장소로서 좋다(양명한 곳).

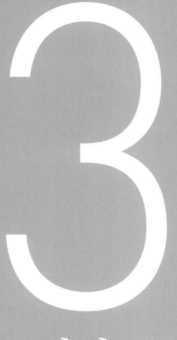

3

요가의 종류

요가의 종류

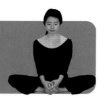

요가의 종류는 매우 다양하지만 중요한 요가만 나열하면 다음과 같다.

1 하타요가(Haṭha-yoga, 강력한 힘의 길)

요가의 수행법은 인도의 모든 종교나 철학에서 거론되며 각 학파마다 각기 다른 수행법을 사용하기도 한다. 때로는 이름은 같아도 실제의 수행법이나 그것을 뒷받침하는 철학이나 종교가 다른 경우도 있다. 하타요가 (Haṭha-yoga)란 요가수련에서 다양한 체위의 신체적 수련법을 의미한다.

하타요가(Haṭha-yoga)의 어원은 하(Ha, 태양)와 타(Ṭha, 달)의 합성어로 음과 양을 뜻한다. 이는 조화, 결합, 삼매 등의 의미를 가진 요가의 의미와 함께 태양과 달의 결합, 음양의 조화, 남성원리인 시바와 여성원리인 샥티의 결합 등으로 삼매 혹은 해탈에 도달하는 길이다.

하타(Haṭha)란 강열함의 의미로 강한 육체를 만들기 위한 고행의 뜻도 내포되어 있다. 또한 '노력해서 수련하는 요가' 란 뜻으로 육체를 정화하고 강화하기 위한 수행방법으로 자기변화와 자기초월을 위한 요가의 한 종류로 '숨의 호흡' 이라고도 한다.

하타 요가에서는 다양한 체위를 아사나(Āsana)라 한다. 이 아사나의 본래 의미는 좌법(坐法 또는 動作)으로 이 좌법을 체계화시킨 문헌은 요가경(Yoga-sūtra)이다. 육체를 유연하고 활기차게 단련시키기 위한 방법에는 다양한 아사나와 호흡법이 있다.

아사나는 신체를 제어하는 자세로 마음의 제어를 지향하는 수련이다. 어떤 사람들은 하타 요가의 핵심은 호흡 수련이라고 한다. 이는 호흡을 통해 육체의 기(氣, Prāṇa)를 조절하기 때문이다. 대부분의 사람들은 호흡은 보통 자동적으로 일어나는 생명활동이므로 인간이 스스로 조절할 수 없다고 생각한다.

요가계에서는 호흡 수련을 통해, 호흡기관과 근육 그리고 신경에 대한 꾸준한 훈련을 통해서 호흡을 보다 깊고 안정적이며 효율적으로 조절할 수 있다고 한다. 즉 인도의 요기들은 호흡 수련을 인간의 의식과 무의식의 세계를 조절하는 매우 중요한 수단으로 사용하고 있다.

다양한 호흡 수련은 몸과 에너지를 각성시키는 하타요가적인 행법(行法)뿐만 아니라 의식의 세계를 다루는

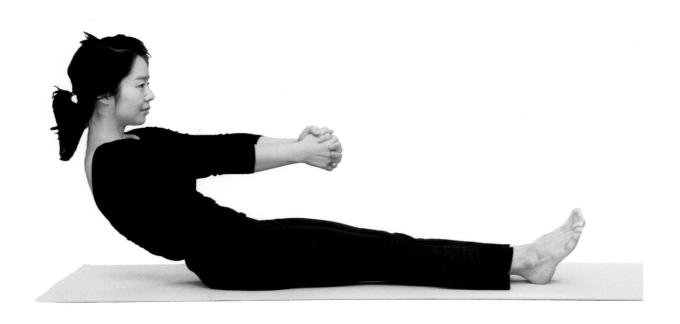

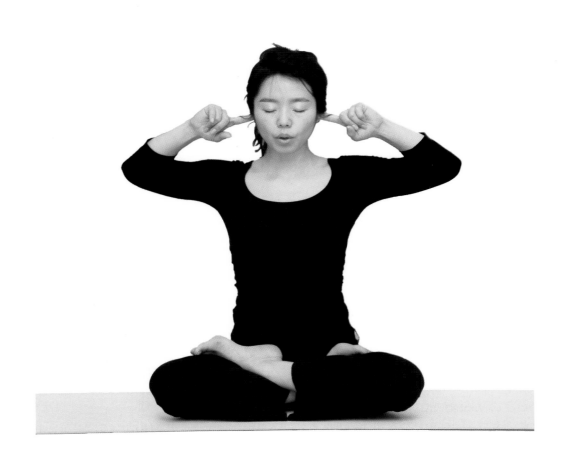

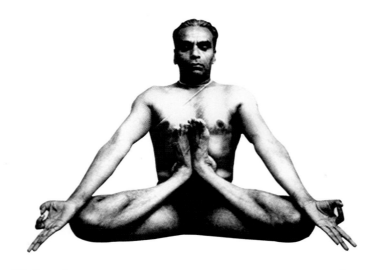

▲ 아헹가(http://www.google.co.kr/imgres?imgurl=http://www.ibulgyo.com/news/photo)

라자요가에 있어서도 필요한 중요한 수련이다. 또한 이 요가는 명상을 통한 자기실현을 목적으로 하는 라자 요가로 가는 지름길이다.

하타 요가의 대가인 아헹가(B.K.S. Iyengar)는 "몸은 당신의 사원이다. 영혼이 그 안에 머물 수 있도록 언제나 몸을 순수하고 정결하게 가꾸어라"[1]고 하였으며 게다가 그는 요가의 근본 이상은 자유와 행복이며 수행 과정에서 얻어지는 육체적 건강 등은 부산물이라고 하였는데 이는 하타 요가를 통해서 해탈을 얻을 수 있다는 의미이다.

우빠니샤드 문헌에서는 요가 수련자들은 소식 또는 절식(節食)[2]을 권하는데 위의 1/3은 물로 채우고, 1/3은 음식, 1/3은 공기로 채우라고 한다.

하타요가에서는 몸을 정화시키는 6가지 행법(行法)으로 나누는데 이 요가 정화법을 산스크리트어로 사트 까르마(Sat karma)라 한다. 이 행법들은 육체의 정화뿐만 아니라 쁘라나(Prana, 氣)의 통로인 나디(Nadi)까지 정화시키는데 이는 요가수련을 하기 위한 가장 기초적인 몸을 준비시킨다.

2 행위요가(Karma-yoga)

행위 요가란 사심없이 봉사하는 행위를 의미한다. 까르마(Karma)는 산스크리트, 'kr(끄리, 행동하다)'의 어근에서 파생된 말로 행위(行爲)를 의미한다. 요가에서는 이 까르마는 업(業)이나 행위(올바른 행위, 의무[dharma])

---

1) http://blog.naver.com/realskin/162470498
2) 다우띠(Dhauti, 청소법), 바스띠(Basti, 관장법), Neti(비강 청소), 뜨라따까(Trātaka, 응시법), 나울리(Nauli, 복부 요동법), 까빨라바띠(Kapālabhāti) 등

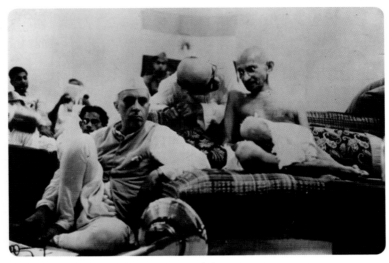

▲ 간디

로 번역되며 불교철학에서는 주로 업(業, karma)으로 쓰인다.

까르마는 정신적 행위(마나시가, Manasika Karma, 意)나 구술적 행위(와시까, Vacika Karma, 口) 그리고 신체적 행위(까이가, Kayika Karma, 身)로 구별된다. 까르마 법은 윤회설과 깊은 관련이 있는 인간행위(人間行爲)로 이는 인간이 행하는 선악의 정도를 해결하는 인과응보의 원리이다.

까르마 원리를 창조한 뿌라자빠띠(Prajāpati, 主神)[3] 신은 인간은 욕망이나 욕구에 따라 결심하고 행동하므로 스스로 업을 초래한다고 주장하였다. 또 바가바드 기타(Bhagavad Gita)에서는 이 요가에 대해서 상세하게 나열하는데 특히 '삶의 행위를 효과적으로 수행하는 방법에 관한 영적 기법' 이라고 주장한다.

신과 하나가 된 상태에서 행위 또는 신과 하나가 됨을 영원히 흔들림 없이 하게 하는 행위를 가르친다(행위의 원리)[4].

스와미 라마는 비폭력(아힘사) 운동의 선구자인 마하트마 간디가 가장 거룩한 까르마 요가 수행자였다고 말한다. 그에 의하면, 간디는 항상 인간을 사랑하는 능력을 테스트하였다고 한다. 그는 자신을 방어한 적이 없었으며 언제나 비폭력과 사랑의 원리를 수호하려고 노력하였는데 특히 남을 위해서 기도를 많이 한 사람이었다.[5]

이런 마음가짐으로 수행하는 모든 행위는 까르마 요가에 속한다. 이 요가에서 자신의 행위에 따라 그 행위의 결실(결과)이 실현된다고 본다. 고로 어떠한 행위의 대가를 바라지 않고 단지 자신의 의무만을 성실하게 수행하는 것이 이 요가의 행법이다.

바가바드 기타에서 크리슈나는 아르주나에게 말하기를 '모든 집착을 버리고 행동하라.'[6] '희생하는 자에게는 모든 행동들은 파괴된다'[7]고 하였다. 이는 어떤 이의 행위가 더 이상 그를 속박하지 않고 또 다른 새로운 업을

---

3) 베다의 제의서에서 '자손의 주인' 으로 최고의 창조신을 의미한다.
4) 바가바드 기타, 제3장.
5) 스와미 라마, 히말라야의 성자들 下, p, 38.
6) 바가바드 기타, 3-9.
7) 바가바드 기타, 4-23.

만들지 않는다는 것이다. 즉 우리의 속박을 가져오는 것은 행위 그 자체가 아니라 행위의 결과에 집착하는 욕망이다. 그러므로 어떤 행위를 하되, 순수한 마음으로 하면 아무런 업보를 초래하지 않게 된다. 예수님의 '오른손이 하는 일을 왼손이 모르게 하라.' 는 말은 행위 요가와 가장 잘 부합된다.

그러므로 이 행위요가의 요점은 '어떤 행위를 하느냐, 혹은 하지 않느냐? 가 아니라 어떠한 마음가짐으로 (행위를) 하느냐' 이다. 즉 행위를 전혀 하지 않는 '행위의 포기(the renunciation of the action)' 를 의미하는 것이 아니라 '행위 안에서의 포기(the renunciation in the action)' [8]하는 것이 가장 올바른 까르마 요가 수행법이다.

바가바드 기타에서는 3가지 종류의 행위에 대해서 다음과 같이 나열한다.

1) 해서는 안 될 그릇된 행위

이 행위는 어떤 집착을 가지고 하는 행위로 살생, 도둑질, 음행, 거짓말, 소유 등싫어함, 미워함(혐오), 집착, 어리석음으로 인해서 하는 행위 등이다. 혐오는 분노, 시기, 적개심, 악의적인 앙심이 포함된다. 집착은 애욕, 탐재, 갈망이 포함되며 어리석음은 오해, 의심, 자만, 부주의 등이다. 이 중에서 어리석음이 가장 심각한 해악인데 그것은 혐오와 집착을 낳기 때문이다. 사람은 한 순간이라도 행위를 하지 않고는 지낼 수 없기 때문에 어떤 행위를 하느냐가 매우 중요하다.

2) 권장하는 행위

이기적인 욕망 없이 순수한 마음으로 하는 행위로 과보를 초래하지 않는다. 이 행위는 어떤 행위의 결과에 대한 집착과 소유를 단념하고 그대로 만족하며 성공과 실패 등을 평등하게 본다. 즉 아무런 욕망 없이 순수한 마음으로 선한 품성들을 강화시키며 영혼을 정화하며 깊은 통찰을 권한다.

3) 완전한 행위

사람이 해야 할 행위로 어떤 행위나 일에 대해서 댓가를 바라지 않으며 또 고통의 두려움에서 벗어나서 이기적인 마음이나 생각없이 하는 행위를 의미한다. 이와같은 행위를 하면 마음에서 일어나는 집착이나 욕망에서 자유로워진다. 예를 들면, 부나 명예에 유혹되지 않으며 어떤 행위의 결과에 집착하지 않고 사심 없이 행하는 행위이다.

> 행위 속에서 무행위를 보는자 그리고 무행위 속에서 행위를 (보는 자)는 사람들 가운데 지혜로운 자이며 제어된 이로서 '완전한 행위자' 라오.[9]

---

8) 이기적인 욕망을 가지고 하는 행위나 그런 행위를 함으로써 초래되는 결과에 집착해서 하는 행위가 아니라 해야 할 행위와 해서는 안 되는 행위를 분명하게 알고 자신의 의무에서 벗어나지 않는 행위를 뜻한다.
9) 바가바드 기타, 4-18.

3 신애요가(Bhakti-yoga)

　신애 요가란 신에 대한 사랑과 헌신을 하는 행위로 순수하기 때문에 업보를 초래하지 않을 뿐만 아니라 신의 은총에 의해 구원에 도달할 수가 있다. 여기서 최고의 구원은 오직 신에 대한 사랑의 명상을 실천하는 헌신적인 신애 요가를 통해서만이 가능한데 신애(信愛)란 신에 대한 끊임없는 기억과 명상을 수련하는 것을 뜻한다.

　산스크리트어로 '섬기다'는 의미의 'Bhaj(바즈)'와 사랑이라는 뜻의 'Kti(크띠)'가 결합된 'Bhakti(박띠)'는 신애(信愛)라 번역된다. Bhakti(박띠)는 정신생활의 목적이면서 동시에 수단이다. Bhakti(박티)의 성향은 인도 성전, 베다(Veda)의 모체 안에서 발전해 왔고, 신과 인간에 대한 베다적 관념과 신인(神人)관계의 의식과 행위에 대한 관념을 완성해 준다.

　신애를 행하는 사람은 신에 대한 직접적인 직관적 지식(지혜)을 얻을 수 있다고 한다. '바가바드 기타'의 중심적 가르침은 지존(至尊)의 주(主, 크리쉬나)에 대한 행위의 가르침과 신애(信愛)의 사랑 그리고 그에 대한 순종을 통한 지식의 가르침이다.

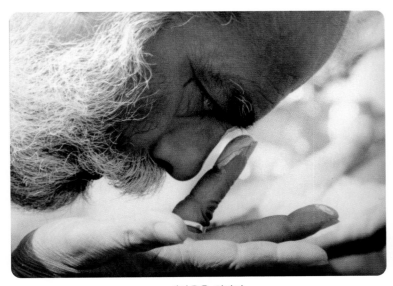

▲ 깨달음을 위하여

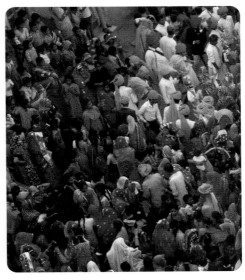

▲ 인파

　여기서 주(主)는 최고의 실재(實在, 우주 만물의 궁극적 실재)며 모든 존재들 안에 있는 자아(自我)를 의미한다. 이 신애요가는 크리쉬나를 헌신적으로 생각하고 찬양하면서 오로지 마음을 다해 집중하면 그(主)와 합일(合一)되는 경험을 하게 된다. 그러므로 지식과 행위는 신에 대한 사랑의 순종에서 완수되며 신은 지식의 본질이며 모든 행위의 근원이면서 동시에 목표이다. 이 요가는 출가자나 재가자 모두에게 대중적인 구원의 길이다.

　'바가바드 기타' 9장에서 크리쉬나는 아르주나(Arjuna)에게 지식의 길과 집착이 없는 행위의 길을 설명하면서 이 두 가지 길이 실제로 신에 대한 헌신적인 사랑이라고 말한다. 즉 경건한 믿음이 없이는 어떤 실재도 알 수가 없다는 뜻이다.

또 '바가바드 기타' 에 의하면,

위대한 영혼들은
신적인 본성을 지향하여
다른 생각 없이 나를 신애(信愛)한다.
존재들의 시초인 불변의 나를 알고서.

언제나 나를 찬양하면서
굳건한 원(願) 가운데서 노력하면서
신애로써 나를 경배하면서
항시 제어된 상태로 그들은 나를 공경한다.[10]

사람들은 행위를 훈련시켜 그 행위를 집착에서 자유롭게 한 다음에 신에 대한 사랑의 순종에서 그것들의 정점에 도달한다. 고로 행위와 지식이 신애의 길임을, 신애가 지식과 유사한 행위의 수단들로 간주된다.

행위의 길을 따르는 사람들에게 크리쉬나는 '그는 사람들이 그에게 올수 있는 마음의 훈련을 허락한다' 고 한다. '바가바드 기타' 에서 크리쉬나는 (아르주나에게) 아르주나는 신으로서 만물 안에 존재하고 있으며, 만물은 스스로 아르주나 자신 속에 현존하고 있음을 상기시켜 준다.

만물이 나의 본성에서 생겨 나온다.
내가 그것들 모두의
그리고 전 세계의 기원(생성)이고 해체(없어짐)임을 알아라.
나보다 더 높은 것은 아무것도 없다.
오 아르주나여!
마치 구슬 다발이 실에 꿰어 있듯이
나에게 이것(전체 우주)이 꿰어져 있노라.[11]

욕심을 여읜 헌신적인 신애 요가는 애욕이 없는 마음에서 나오기 때문에 결과에 대한 무관심(단념)과 동기로서의 애욕을 완전히 끊어 없애는 것(포기)이 필수조건이다.

---

10) 바가바드 기타, 9. 13 - 14.
11) 바가바드 기타, 7. 6 - 7.

4 지혜요가(Jn na-yoga)

지혜 요가란 지혜에 의해서 얻어지는 요가, 곧 제어(制御, 절제)된 상태에 이르는 것을 뜻한다. 산스크리트, 갸나(Jnāna)는 알다(√na)에서 파생된 명사로 지식, 통찰력, 지혜를 의미하며, 해탈의 지혜, 곧 직관력을 지니는 것을 뜻한다. 지혜 요가는 바가바드 기타에서 처음으로 나오는데 이는 상키야 요가(Samkhya-yoga) 또는 붓디 요가(buddhi-yoga)라 한다.

베단따 철학의 시조, 상크라가 강조한 지혜요가는 지식(Jnāna)은 해탈 성취의 수단이라 한다. 그의 사상은 심오한 철학으로 삶의 지혜, 즉 궁극적인 실재의 지식을 의미한다.

우리가 이와 같은 높은 단계에 도달하려면 어떤 수련이 필요하며, 어떻게 자신을 훈련시켜야만 할까?

우리의 마음은 항상 고삐 풀린 망아지처럼 외부로 향하려는 경향이 있는데 이러한 마음을 내부로 향하게 하는 방법에는 감각을 훈련시키는 방법과 스스로의 마음을 잘 조절하는 2가지 방법이 있다. 이 가운데서도 지혜요가는 우리의 마음을 잘 알아서 자연스럽게 절제하고 조절하는 방법을 훈련시키는 것이다. 특히 인도 육파철학의 하나인 베단따 철학파는 주로 자아탐구, 지혜요가를 연구하기 위하여 명상수련을 강조하였다. 이 학파는 인간의 야망 중에서도 가장 높은 욕망, 즉 진리를 탐구해서 진리가 무엇이며, 그 진리를 스스로 깨닫게 하는 실제 방법을 알려준다.

바가바드 기타에서는 '지혜란 만물의 근원인 신과 인간에 대한 올바른 통찰(洞察)로 인간은 물질이 아닌 영원 불멸하는 순수정신(purusa)이다.' 이 순수정신이란 참 나로 육체의 주인(Atman)을 의미한다. 그러나 인간은 무지(無知)로 인하여 참 나를 인식하지 못하고 단지 물질적 존재(prakrti)를 참 나로 알고 집착하면서 고통과 괴로움을 받는다.

물질세계의 속박과 현상세계의 무상함을 깨달아 참 나와 모든 존재의 궁극적인 근원인 신과 합일하는 지혜를 성취해야 한다. 고로 지혜 요가를 성취하는 방법이 명상수련이다. 우빠니샤드 철학에서는 진리와 신을 아는 지혜를 성취하는 것을 범아일여(梵我一如)라 하는데 이는 신(브라흐만)과 자신(아뜨만, 我)이 동일하다는 의미이다.

확고한 지혜를 얻기 위해서는 어떤 고정된 하나의 길(요가)만 한정치 말고 사람의 본성이나 속성 또는 역량이나 능력에 따라 다양한 길(요가)을 수련해야만 한다. 즉 실제적인 경험을 통해서 체득되는 진리에 대한 체험적인 자각, 곧 영적인 통찰을 통해서 얻게 되는 지혜요가, 행위의 결과를 단념하는 행위 요가 그리고 신에 대한 열렬한 헌신과 절대적 의지(귀의)에 바탕을 둔 신애 요가 등을 조화롭게 수련해야 한다.

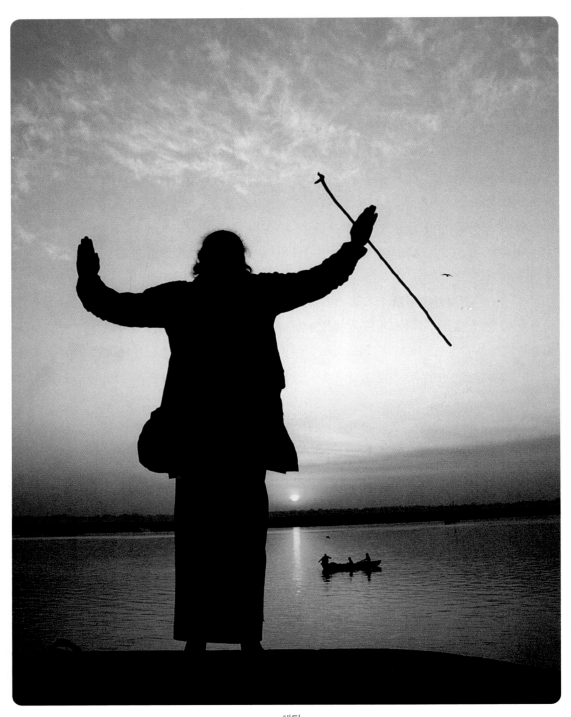

▲ 해탈

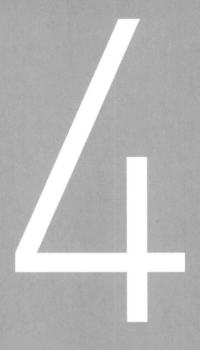

4

앉아서 다리를
강화시키는 동작들

앉아서 다리를 강화시키는 동작들

웰빙요가에서 가장 기본적 동작은 앉아서 다리를 강화시키는 아사나(?sana) 수련으로 다리의 근육을 이완시켜 줄 뿐만 아니라 하체를 강화시켜 준다. 이 동작들은 육체적인 활동이 적은 사람뿐만 아니라 류머티즘, 관절염, 고혈압, 심장질환 등으로 고생하는 사람들에게 매우 좋다. 특히 하체가 약한 사람이나 어르신들에게 효과적이며 또한 처음 아사나 수련을 하는 사람에게는 준비단계로 몸과 마음의 에너지 흐름을 원활하게 해 준다. 아사나 수련시에 호흡은 요가동작과 밀접한 관계가 있다. 즉 요가 동작과 호흡이 조화롭지 못하면 오히려 수련 효과가 적거나 없을 수 있으므로 호흡법을 잘 숙지해야 한다.

1 기본자세(Prarambhiksthiti, 쁘라람비끄스티띠)

① 두 다리를 곧게 펴고 앉는다.

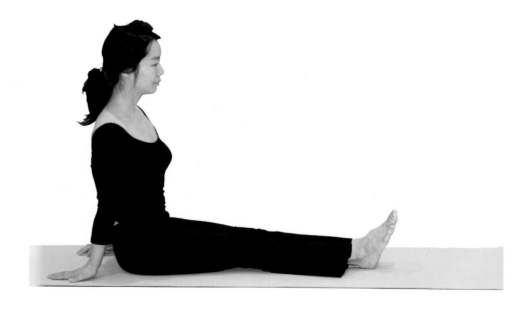

② 두 손을 엉덩이 뒤에 어깨넓이 만큼 벌려서 놓되, 손가락 끝이 바깥쪽을 향하게 하되, 손가락들을 붙인다.

③ 등과 목 그리고 머리는 일직선이 되도록 한다.

④ 팔꿈치는 바르게 펴되, 상체를 약 15도 정도 뒤로 기울인다.

⑤ 눈을 살며시 감고 온 몸의 긴장을 완화시키면서 자연스럽게 호흡을 한다.

② 발목 돌리기 1(Gulf chakra, 굴프 차끄라)

① 요가 기본자세로 앉되, 두 발을 어깨 넓이만큼 벌린다.

② 발뒤꿈치는 바닥에 고정시킨 체, 두 발을 동시에 시계방향(안쪽에서 바깥쪽)으로 10번 정도 돌린다.

③ 이번에는 시계 반대방향(바깥쪽에서 안쪽)으로 10번 정도 돌린다.

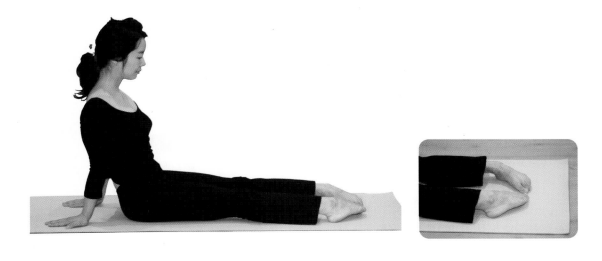

호흡》
들숨 - 발가락 끝을 올릴 때
날숨 - 발가락 끝을 내릴 때

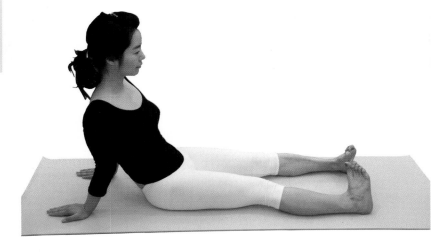

3 발목 돌리기 2(Gulf Ghūrṇan, 굴프 구르난)

① 기본자세에서 등을 바르게 세운 상태에서 오른발을 왼쪽 허벅지위에 올려놓는다.

② 왼손으로 오른쪽 발끝을 잡고 오른손은 오른쪽 발목을 잡고 가볍게 10-15회 돌린다.

③ 이번에는 발과 손을 바꾸어서 같은 횟수만큼 돌린다.

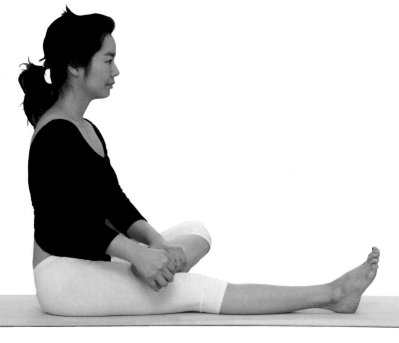

호흡 >>
발가락 끝을 올릴 때가 들숨이며, 발가락 끝을 내릴 때가
날숨이다.

효과 >>
이 아사나는 활발치 못한 림프액(생물의 세포조직을 적시
고 있는 엷은 액체)이나 정맥이 잘 순환토록 하며 피곤하
거나 쥐나는 것 그리고 정맥 혈전증(정맥 내부의 혈액이
응고되어 핏덩이가 되는 병)을 예방한다.

주의 >>
발목을 허벅지에 (걸치지 말고) 완전히 올리며 척추는 반
듯하게 세우되 다리에 힘을 주지 말아야 한다.

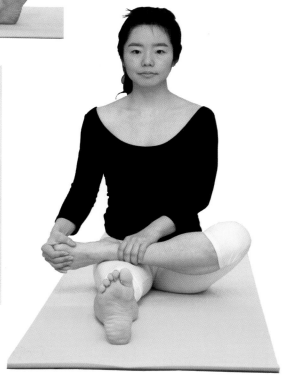

4 반나비 자세(Ardha titali asana, 아르다 띠딸리 아사나)

① 척추를 바르게 세운 상태에서 두 다리를 펴고 앉는다.

② 오른쪽 다리를 구부려서 왼쪽 허벅지 위에 올려놓는다.

③ 왼손은 오른쪽 다리 발목을 잡고 오른손으로 무릎을 가볍게 치되, (무릎이 스스로 튕겨 오르도록) 가능한 무릎이 바닥에 가볍게 닿도록 한다.

④ 손과 발을 바꾸어서 하되, 다리의 균형을 위하여 같은 횟수만큼 한다.

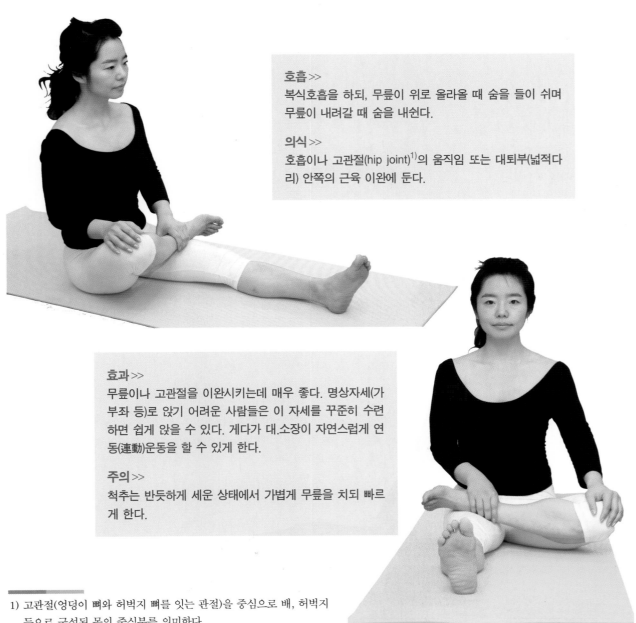

호흡 ≫
복식호흡을 하되, 무릎이 위로 올라올 때 숨을 들이 쉬며 무릎이 내려갈 때 숨을 내쉰다.

의식 ≫
호흡이나 고관절(hip joint)[1]의 움직임 또는 대퇴부(넓적다리) 안쪽의 근육 이완에 둔다.

효과 ≫
무릎이나 고관절을 이완시키는데 매우 좋다. 명상자세(가부좌 등)로 앉기 어려운 사람들은 이 자세를 꾸준히 수련하면 쉽게 앉을 수 있다. 게다가 대.소장이 자연스럽게 연동(連動)운동을 할 수 있게 한다.

주의 ≫
척추는 반듯하게 세운 상태에서 가볍게 무릎을 치되 빠르게 한다.

---

1) 고관절(엉덩이 뼈와 허벅지 뼈를 잇는 관절)을 중심으로 배, 허벅지 등으로 구성된 몸의 중심부를 의미한다.

5 무릎 굽히기(Jānu naman, 자누 나만)

① 요가 기본자세로 앉는다.

② 오른쪽 무릎을 구부리되 서로 깍지 낀 두 손을 허벅지 밑에 오게 한다.
 (이때 왼쪽 발뒤꿈치는 바닥에 고정시킨다)

③ 숨을 들이 쉬면서 오른쪽 발을 앞으로 반듯하게 뻗었다가 가슴 쪽으로 잡아당긴다.
 (이때 발뒤꿈치나 발가락이 바닥에 닿지 않도록 주의한다.)

④ 오른쪽 무릎을 구부릴 때 허벅지가 가슴 가까이에 닿게 하며, 발뒤꿈치는 가급적 엉덩이 가까이 닿게 한다.(이때 머리와 척추는 반듯하게 세운다.)

호흡 ≫
들숨 - 다리를 앞으로 뻗을 때
날숨 - 다리를 구부렸다가 가슴 쪽으로 당길 때

의식 ≫
호흡과 숫자를 세는데 둔다.
주의: 허약한 복부근육, 등의 질환, 고혈압 또는 심장병 환자는 가급적 주의한다.

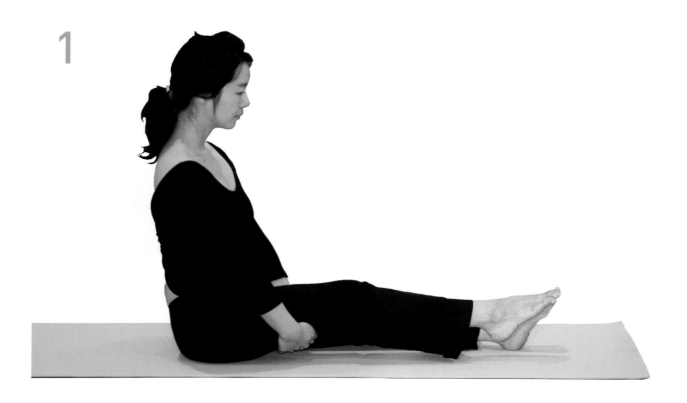

1

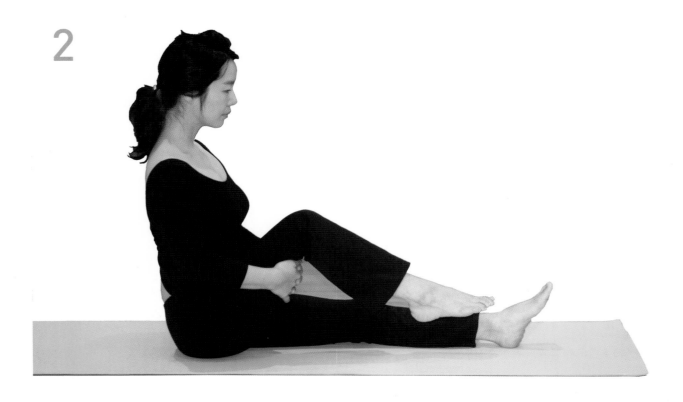

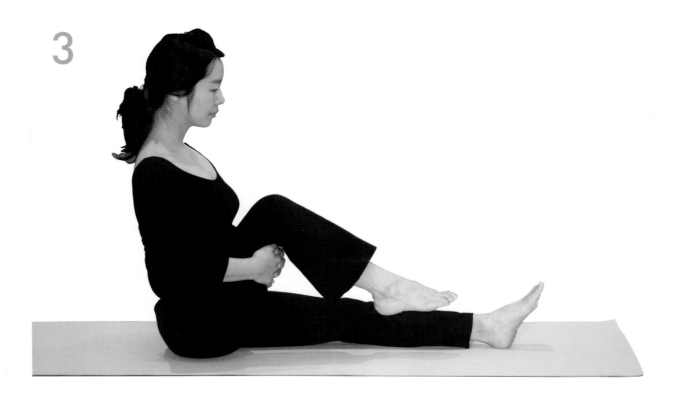

6 히프 돌리기(Śroṇi chakra, 스로니 차끄라)

① 기본자세로 앉은 다음에 오른쪽 다리를 왼쪽 허벅지 위에 올린다.

② 왼손으로 오른쪽 발목을 잡고 오른손은 무릎은 살짝 누른 상태에서 히프(고관절, 엉덩이 관절)로 원을 크게 그리듯이 돌린다.

③ 반대로 손과 발을 바꾸어서 같은 횟수만큼 돌려준다. 이때 허리는 반듯이 수직으로 세운다.

호흡≫
들숨 - 무릎이 위로 올라올 때
날숨 - 무릎이 내려갈 때

의식≫
호흡과 고관절의 움직임 그리고 숫자를 세는데 둔다.

효과≫
골반을 튼튼하게 해 주며 특히 임산부는 쉽게 자연분만을 할 수 있다.

주의≫
허리는 반듯하게 세우되 상체가 흔들지 않도록 하며 원을 크게 그리듯이 한다.

1

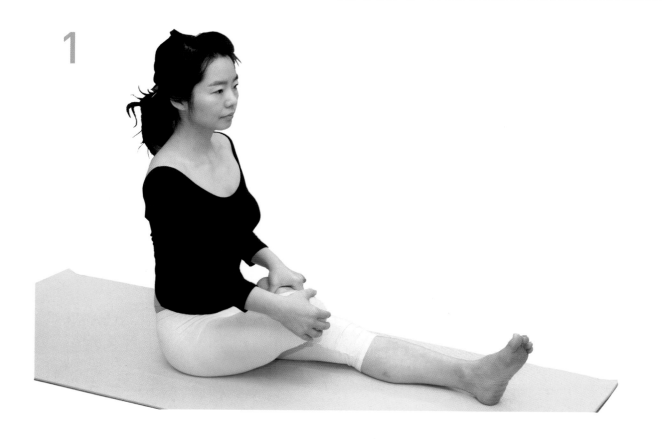

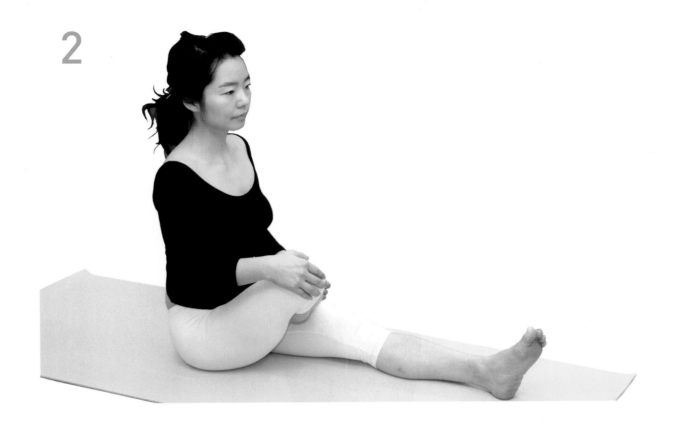

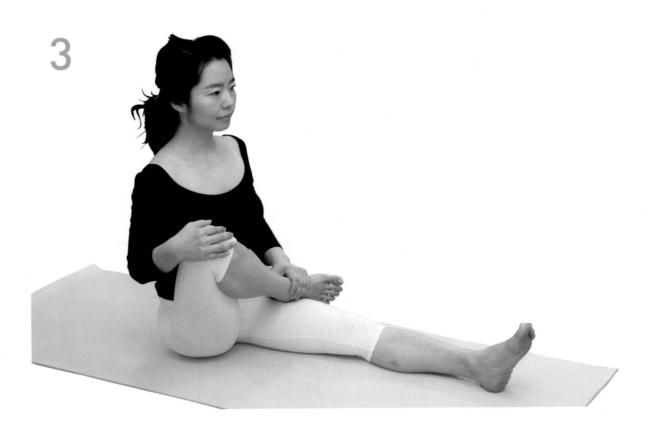

7 나비 자세 1(Titali Āsana, 띠딸리 아사나)

① 기본자세에서 허리를 곧게 펴고 두 발바닥을 붙인 상태로 편안하게 앉는다.
② 두 팔을 완전하게 편 상태에서 두 손을 깍지 끼고 두 발을 잡은 상태에서 빠르게 무릎을 올리고 내리기를 반복한다(이때 발뒤꿈치가 가능한 몸 가까이 닿도록 한다).

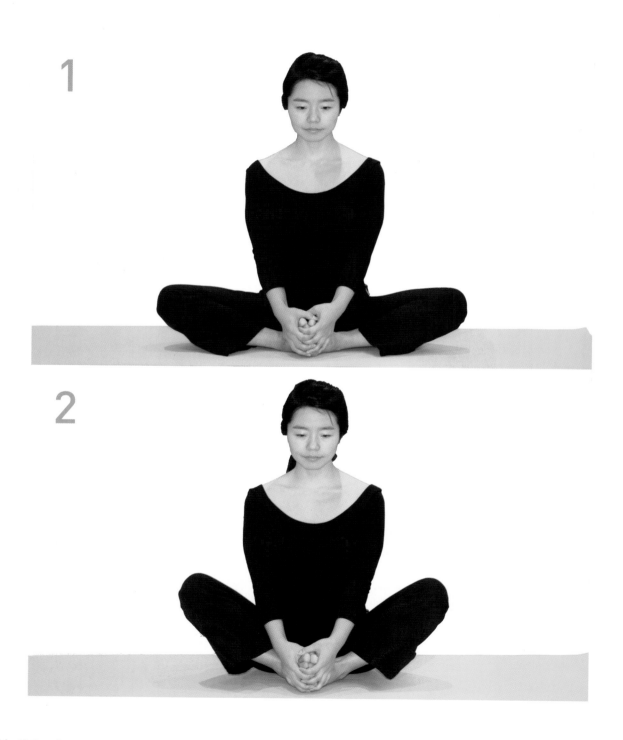

8 나비 자세 2(Titali Āsana, 띠딸리 아사나)

양손으로 양쪽 무릎을 슬쩍 짚은 상태에서 무릎을 올리고 내리기를 빠르게 반복한다.

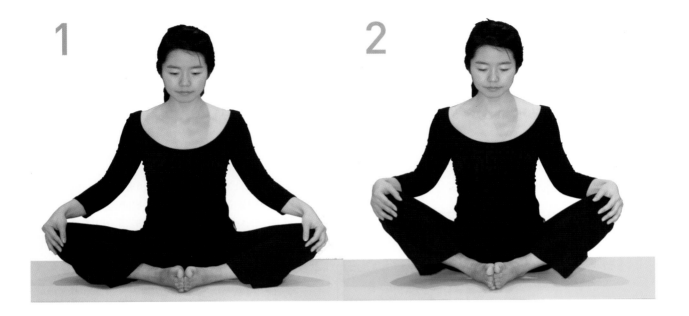

호흡 >>
두 무릎이 올라올 때 숨을 짧게 들이쉬며 두 무릎이 내려갈 때 짧게 내쉰다.

효과 >>
넓적다리(대퇴부) 안쪽 근육의 긴장을 이완시키거나 장시간 서 있거나 걸어서 생긴 다리의 피로를 풀어준다.

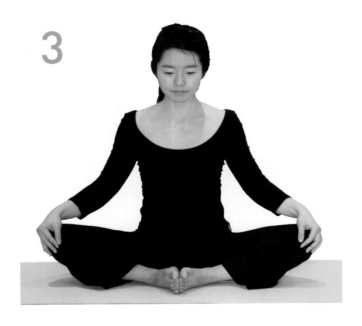

9 나무 쪼개는 자세
(Kāshtha takshana asana, 까시타 딱샤나 아사나)

① 허리를 곧게 세우되, 어깨넓이만큼 두 다리를 벌리고 쪼그려 앉는다.

② 두 손의 손가락들을 서로 깍지 끼어 두 무릎사이 바닥위에 놓는다.

③ 두 팔은 곧게 펴되, 이때 양쪽 팔꿈치는 두 무릎 안쪽에 두어야 한다.

④ 눈을 뜨고 나무 쪼개는 것을 생각하면서 가능한 두 손을 머리 위로 올렸다가 내리치듯이 한다. (이때 척추는 수직으로 세워야 하며 발뒤꿈치를 손을 따라 올리거나 또는 그대로 바닥에 붙인 체 손만 올려도 무방하며 발뒤꿈치는 바닥에 또는 손을 올릴 때 같이 올렸다 내려도 무방하다.)

⑤ 눈은 손이 올라갈 때 가능한 손끝을 본다.

호흡 >>
들숨 - 손을 올릴 때 / 날숨 - 손을 내릴 때

의식 >>
호흡이나 움직임 또는 어깨와 등 위쪽 근육에 둔다

효과 >>
골반을 조여주거나 골반 근육을 조절해 준다. 임신 첫 3개

월 동안에 수련해도 무방하며 출산준비에 효과적이다. 또 견갑골(어깨뼈) 사이의 등 근육뿐만 아니라 어깨관절과 척추 위쪽에도 효과적이다.

주의 >>
초보자는 발이 저리거나 쥐가 나지 않도록 유의한다.

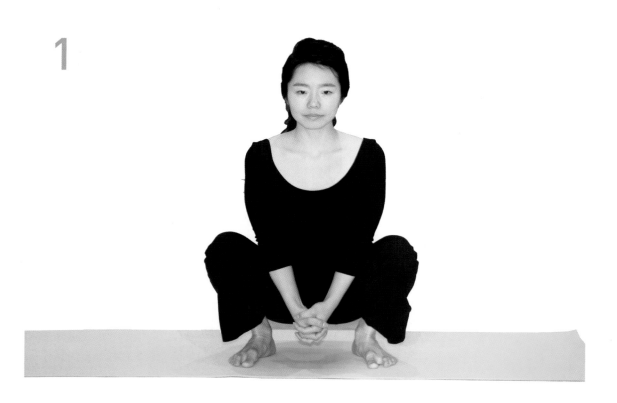

1

2

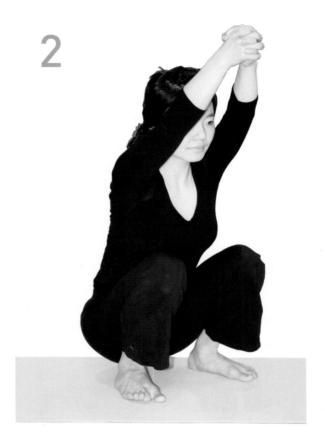

3

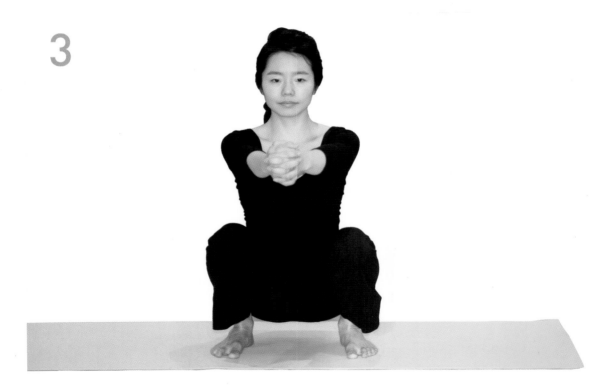

■10 경배 자세(Namaskara āsana, 나마스까라 아사나)

① 두 발을 어깨 넓이만큼 벌린 상태에서 쪼그리고 앉아서 두손을 모은다(합장).
② 고개를 약간 숙인 채 사진과 같이 두 팔을 앞으로 내민다.

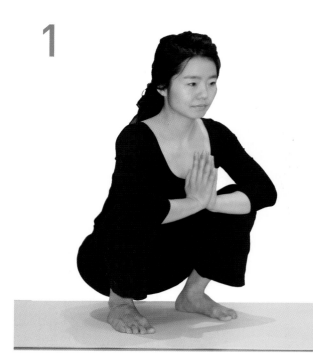

1

호흡 >>
자연스럽게

의식 >>
호흡이나 움직임에 둔다.

효과 >>
허벅지, 어깨, 팔 그리고 목의 신경과 근육 등에 좋으며 고관절의 유연성을 증대시킨다. 뿐만 아니라 하체 강화에 매우 좋은 자세이다.

2

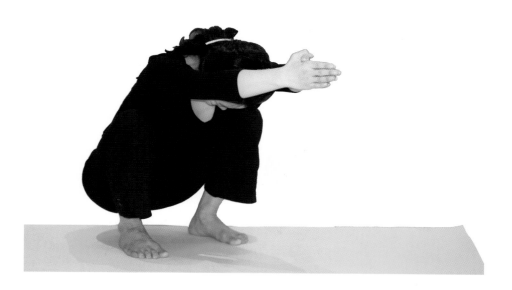

5

누워서 하체를
강화시키는 동작들

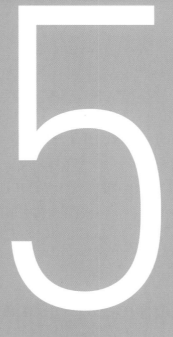

05 누워서 하체를 강화시키는 동작들

아래의 아사나들을 누워서 수련하면 하체(다리)를 튼튼하게 해 줄뿐만 아니라 소화기 계통의 기능도 강화시켜 주는 효과가 있다. 소화불량, 변비, 위산과다, 배가 더부룩할 때(가스가 차서 배가 거북한 상태), 식욕이 없는 사람, 당뇨병 환자, 남녀 생식기에 이상이 있거나 정맥류(정맥이 부푼 또는 확장된 정맥)에 문제가 있는 사람에게 매우 좋다. 또한 운동이 부족한 현대인들이나 나이가 들면서 하체가 점점 약해지는 사람들에게 효과적이다.

1 다리 올리기 자세 1(Utthanpada asana, 우딴빠다 아사나)

1) 요가 매트위에 편안하게 누워서 호흡을 조절한다.
2) 두 손은 손가락들을 모아 손바닥이 바닥을 향하도록 한다.
3) 숨을 천천히 들이쉬면서 오른쪽 다리를 호흡에 맞춰 들어 올리되 90°(직각)가 되게 한다.
4) 다리를 완전히 올렸을 때는 호흡도 같이 5초 정도 멈춘다.
5) 숨을 천천히 내쉬면서 다리를 가볍게 내린다.(수련자의 체력에 따라 횟수를 조절한다)

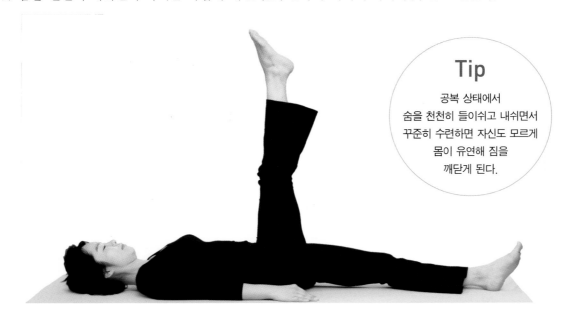

Tip
공복 상태에서
숨을 천천히 들이쉬고 내쉬면서
꾸준히 수련하면 자신도 모르게
몸이 유연해 짐을
깨닫게 된다.

6) 다리를 바꾸어서 같은 방식으로 하면서 수축되어 있는 다리 근육을 서서히 이완시킨다.

효과 >>
복부근육을 강화시켜 줄 뿐만 아니라 복부기관 등을 마사지해 준다. 소화기 계통이나 허리, 골반 그리고 회음부의 근육을 강화시켜 줄 뿐만 아니라 자궁이나 직장의 탈장도 예방한다.

의식 >>
호흡과 함께 다리를 올리고 내리는 동작에 둔다.

주의 >>
다리를 올렸을 때 반대쪽 다리는 바닥에 밀착시켜 직각이 되도록 한다. 초보자는 다리의 통증을 느끼지만 꾸준히 노력하면 다리 근육이 이완되어 통증이 없게 된다. 특히 바닥에 있는 다리가 들뜨지 않도록 유의한다.

2 다리 올리기 자세 2(Utthanpada asana, 우딴빠다 아사나)

1) 매트위에 등을 바닥에 대고 편안하게 누워서 호흡을 조절한다.
2) 두 손의 손가락들을 모아 손바닥이 바닥을 향하도록 한다.
3) 숨을 천천히 들이쉬면서 양손바닥에 약간 힘을 주는 상태에서 두 다리를 붙인 체 천천히 들어 올린다.
4) 다리가 90도(직각)가 된 상태에서 숨을 멈춘다.
5) 숨을 천천히 내쉬면서 다리를 천천히 그리고 살며시 내린다.

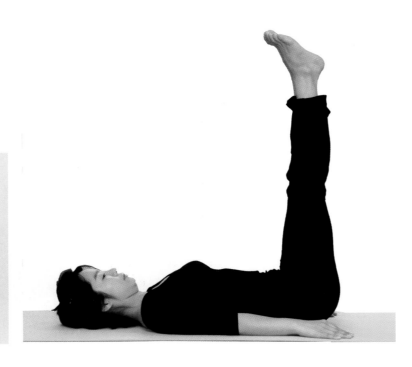

호흡 >>
호흡에 맞게 다리를 천천히 들어 올릴 때 숨을 들이쉰다.
다리를 천천히 내리면서 숨을 내쉰다.

효과 >>
복부 근육을 강화시키고 대.소장을 마사지해 준다. 또한 소화기 계통, 허리 골반과 회음부의 근육 기능을 강화시키며 자궁 또는 직장 탈수(탈항)도 방지한다.

③ 다리 돌리기(Chakra pada asana, 짜끄라 빠다 아사나)

1) 등을 바닥에 대고 편안하게 누어서 호흡을 조절한다.

2) 두 손은 손바닥이 바닥을 향하도록 한다.

3) 숨을 천천히 들이쉬면서 오른쪽 다리를 반듯하게 편 상태에서 호흡에 맞춰 들어올려 90°가 되게 한다.

4) 무릎을 곧게 편 채 가능한 다리로 큰 원을 그리되, 오른쪽 또는 왼쪽으로 방향을 바꿔가면서 돌린다.

5) 다리를 바꿔 같은 방법, 같은 횟수만큼 돌린다.

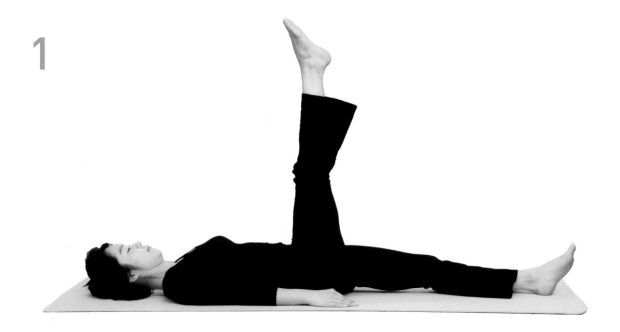

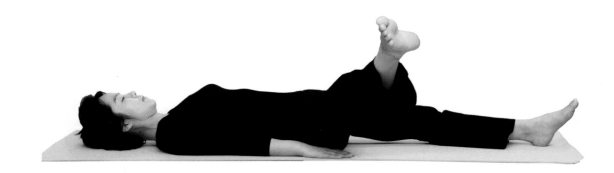

3

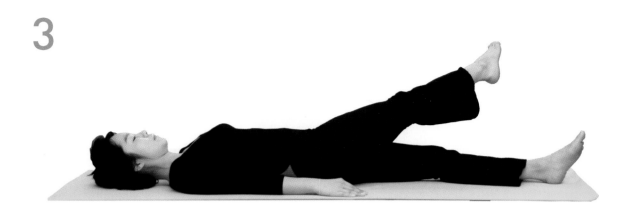

호흡 >>	효과 >>
자연스럽게	고관절이나 복부 기관 또는 척추근육을 강화시킨다.
의식 >>	**주의** >>
호흡 및 숫자를 헤아리는데 둔다.	상체는 가능한 움직이지 않게 하며 무리하면 고관절이 빠질 수도 있다.

4 자전거 타기 자세
(Pada sanchalana asana, 빠다 산찰라나 아사나)

1) 편안히 반듯하게 누어서 호흡을 조절한다.

2) 두 손은 손바닥이 바닥을 향하도록 한다.

3) 오른쪽 다리를 바르게 올리되, 왼쪽 다리는 그대로 바닥에 둔다.

4) 오른쪽 무릎을 구부려 자전거 페달을 밟듯이 하되, 발꿈치가 바닥에 닿지 않도록 주의한다.

5) 전방으로 10회 정도 한 다음에 다시 후방으로 10회 정도 한다.

6) 왼쪽발도 같은 방법으로 반복한다.

7) 수련하는 동안에 머리와 몸을 바닥에서 이완시킨다.

호흡 >>	효과 >>
들숨 - 다리를 펼 때	고관절이나 발목에 좋으며 복부와 아래쪽 어깨 근육을 강화시킨다.
날숨 - 무릎을 구부려서 대퇴부를 가슴으로 가져올 때	
의식 >>	**주의** >>
호흡이나 복부, 엉덩이, 대퇴부 및 허리를 의식한다.	상체는 움직이지 않도록 한다.

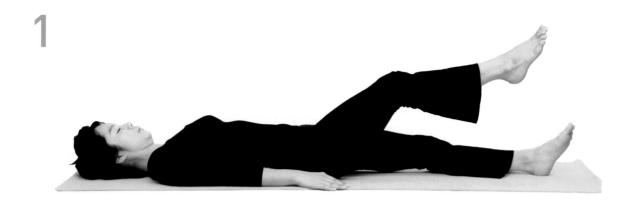

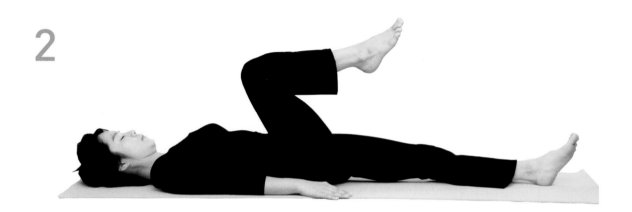

5 다리 잠금 자세
(Supta pawanmukta asana, 숩따 빠완묵따 아사나)

| 1단계 |

1) 편안하게 눕는다(사바 아사나: 송장자세).

2) 숨을 들이 쉬면서 오른쪽 다리를 뻗으면서 올렸다가 구부리면서 두손을 깍지 낀 채로 구부린 무릎을 감싸되, 무릎이 코끝에 닿도록 한다.[1]

3) 이때 호흡을 2-3초 멈추고 있되, 반대 발은 바닥에 밀착한 상태를 유지한다.

4) 숨을 천천히 내쉬면서 손을 풀어 주되 발을 뻗어 올렸다가 내려놓는다.

5) 오른쪽 발을 3회 정도 수련한 다음 발을 바꾸어서 똑같은 방법으로 한다.

---

1) 이때 순서는 상행결장[맹장과 직장 사이에 있는 큰창자의 한 부분)을 압박하기 위해서 오른쪽 다리부터 시작하며 그 다음에 하행결장을 압박하도록 왼쪽 다리를 한다.

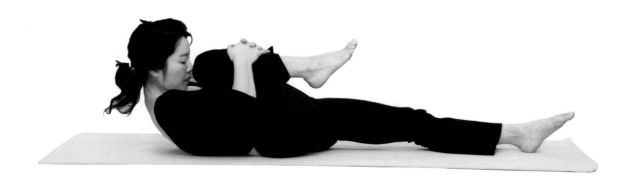

| 2단계 |

1) 편안하게 기본자세(사바 아사나: 송장자세)로 눕는다.

2) 숨을 들이 쉬면서 두 다리를 구부려서 대퇴부를 가슴 쪽으로 가져간다.

3) 손가락을 깍지 껴서 무릎 바로 아래 정강이뼈를 붙잡되, 코끝이 두 무릎 사이에 닿도록 하며 호흡을 2-3초 정도 멈춘다.

4) 숨을 천천히 내쉬면서 머리, 어깨, 다리를 천천히 내려놓는다.

5) 3회 정도 반복한다.

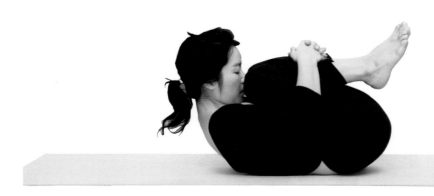

의식 >>
호흡과 복부의 압박과 움직임에 둔다.

효과 >>
허리근육을 강화시키며 척추뼈를 느슨하게 해 준다. 복부와 소화기 계통을 마사지 해 주며 가스제거나 변비에 매우 효과적이다. 또 골반근육과 생식기관의 마사지로 발기부전이나 불임, 월경불순을 치료하는데 유효하다.

주의 >>
고혈압, 좌골신경통이나 추간판 탈출증(허리디스크)이 있는 사람은 주의한다.

6 흔들고 구르기 자세
(Jhulana lurhakana asana, 줄라나 루르하까나 아사나)

| 1단계 |

1) 편안하게 눕는다(사바 아사나: 송장자세).

2) 숨을 들이 쉬면서 두 다리를 구부려 두 손으로 깍지를 낀 상태로 정강이를 감싸되, 턱이 무릎에 닿도록 바짝 조인다.

3) 무릎의 측면이 바닥에 닿게 하면서 5-10회 몸을 좌우로 구른다.

4) 손을 슬며시 풀어주면서 제 자리로 돌아온다.

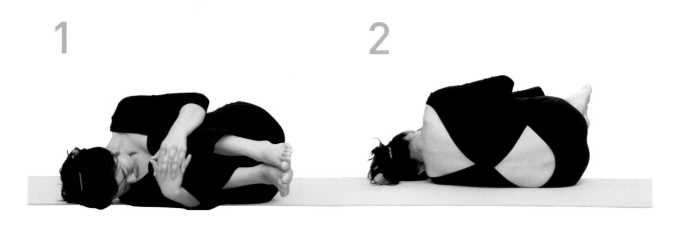

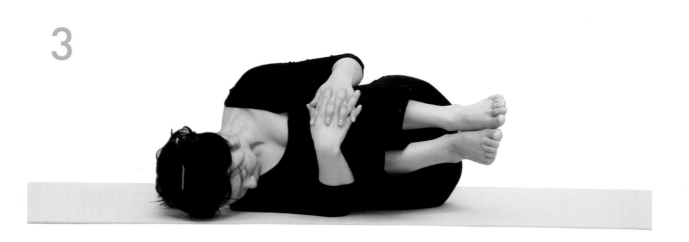

| 2단계 |

1) 두 무릎을 붙이고 엉덩이를 바닥에 붙인 체 앉는다.

2) 손가락을 깍지 끼고 무릎 바로 아래 정강이 부근에 둔다.

3) 척추위에 온 몸을 싣고 앞. 뒤로 구르되, 발에 의해 쭈그린 자세가 되도록 한다.

1

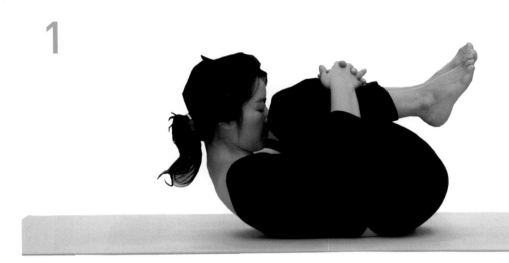

2   3

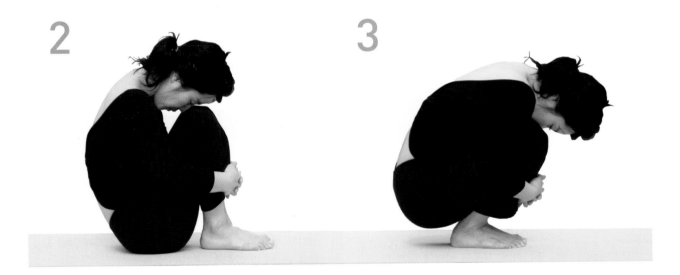

호흡 >>
숨은 자연스럽게 쉰다.

효과 >>
등과 엉덩이, 고관절을 마사지 해 준다. 아침에 수련하면
가장 효과적이다.

주의 >>
구를 때 꼬리뼈에 통증이 있는 사람은 담요나 타올 등을
접어서 사용하면 좋으며 바닥에 머리를 부딪치지 않도록
주의한다. 혈압 환자나 심하게 등이 아픈 사람, 좌골 신경
통이나 허리 디스크 환자는 피하는 것이 좋다.

7 척추 비틀기 자세
(Śiva udarkarshana asana, 쉬바 우다르까르샤나 아사나)

1) 사바 아사나의 기본자세로 눕되, 숨을 들이쉰다.

2) 오른쪽 다리를 왼쪽 허벅지위에 올리되 이때 왼쪽 손으로 오른쪽 허벅지를 잡아 눕히듯이 해서 무릎이 가능한 바닥에 닿게 하되, 오른쪽 손은 거의 귀에 닿도록 펴서 바닥에 두되, 머리는 무릎의 위치와 반대 방향으로 한다. 이때 숨은 내쉰다.

3) 숨을 깊게 들이 쉬면서 다리를 바꾸어서 같은 방법으로 한다.

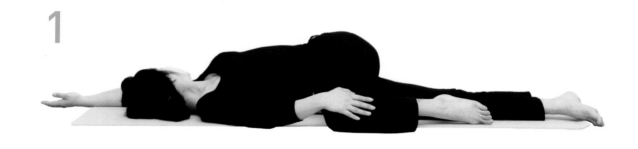

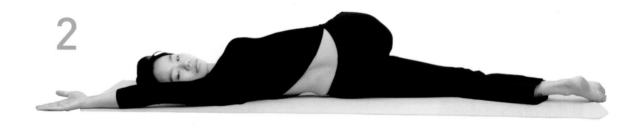

호흡 >>
기본자세에서 숨을 들이쉬며, 무릎을 바닥에 닿게 할 때 숨을 내쉰다.

의식
호흡이나 등을 이완할 때

효과
허리 부위에 경직된 피곤함을 해소시켜 주며 골반과 복부의 기관들을

마사지 해 준다. 전굴과 후굴자세, 장시간 의자에 앉아 있거나 명상자세 이후에 수련하면 좋다.

주의
고관절의 부조화를 교정시켜주지만 만약 수련시 어떤 고통이나 통증이 있으면 중지한다. 머리와 바닥에 닿은 다리는 일직선이 되도록 한다.

8 보트 자세(Boat, Nauka asana, 노우까 아나사)

1. 휴식의 기본자세로 눕는다.

2) 깊게 심호흡을 한 다음 숨을 멈추고 다리, 팔, 어깨, 머리, 몸통을 동시에 일으킨다.

3) 어깨와 발은 15cm 이상 바닥에서 떨어지지 않게 하되, 이때 몸과 히프의 균형을 잘 잡아 주며 척추는 바르게 고정시킨다.

4) 두 팔은 곱게 펴서 발가락들과 일직선이 되도록 한다.

5) 손가락들을 서로 붙인 손바닥은 바닥을 향하되, 눈은 발가락들을 응시한다. 이때 다리의 각도[2]들을 변형하면서 수련하며 더 좋다.

6) 다리, 팔, 어깨, 머리, 몸통을 천천히 내려놓은 다음 숨을 천천히 내쉰다.

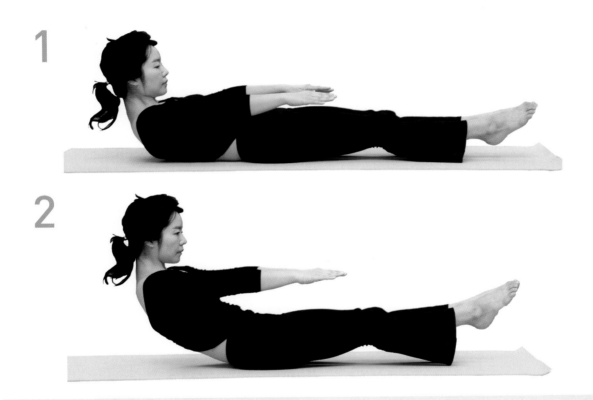

호흡 >>
들숨 - 몸을 들어올리기 전
숨 멈춤 - 몸을 들어 올렸다가 내리는 동안
날숨 - 기본자세

의식 >>
호흡, 움직임 또는 복부근육

효과 >>
근육계, 소화기관, 순환기관, 신경기관, 호르몬 기관 등을 자극하여 정상화시키며, 무기력을 제거해 준다. 특히 신경의 과민상태를 해소하고 깊은 이완을 가져다준다. 또 깊은 이완상태를 얻기 위해 휴식자세 전에 수련해도 좋다. 만약 수면에서 깬 후에 수련하면 즉시 상쾌함을 느낄 수 있다.

---

2) 바닥과 들어 올린 다리의 각도

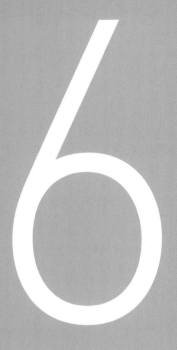

6

허리 유연성에 유익한 동작들

06 허리 유연성에 유익한 동작들

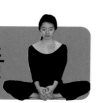

다양한 아사나 수련은 허리의 유연성은 물론이거니와 인체 기관들의 기능을 강화시킬 뿐만 아니라 몸의 균형도 잘 유지시킨다. 요가를 수련하는 사람은 꾸준한 인내력과 지구력을 가지고 기초 동작부터 수련하는 것이 좋다. 성급한 마음에 어려운 아사나를 수련하면 오히려 역효과가 생기기도 한다. 꾸준히 그리고 규칙적으로 수련하면 몸과 마음에 대한 자신감을 가질 수 있으며 하고자 하는 목표에 무난히 도달 할 수 있다. 더 나아가 이웃과 함께 요가 수련의 기쁨과 행복을 함께 공유할 수 있는 기회도 갖게 된다.

1 밧줄 당기기(Rajju karshana asana, 라주 까르사나 아사나)

1) 기본자세로 두 다리를 펴고 앉아서 위에서 밧줄이 내려져 있다고 상상한다.
2) 숨을 천천히 들이 쉬면서 오른팔을 들어 밧줄을 잡아 내리듯이 하며 동시에 살며시 주먹을 쥔 왼팔은 (사진과 같이) 왼쪽 허벅지 위쪽에 둔다.

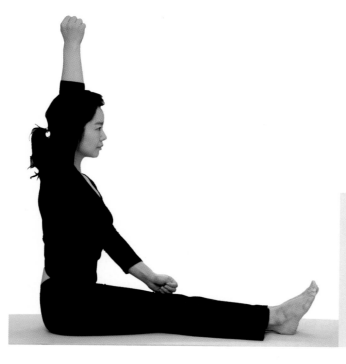

의식 >>
호흡, 움직임과 등 상부와 어깨근육의 늘어남

효과 >>
어깨관절을 유연하게 해 주며 가슴근육 발달에도 좋다.

주의 >>
두 팔을 동시에 사용하지 않는다.

3) 숨을 천천히 내쉼과 동시에 오른팔을 내려서 오른쪽 허벅지 위에 오게 하며 반대로 왼팔은 천천히 밧줄을 잡으러 올라가듯이 하되 5-10회 반복한다.

2 역동적 척추 비틀기
(Gatyatmak meru vakrāsana, 가뜨야뜨마크 메루 바끄라 아사나)

1) 앞을 향해 가능한 다리를 넓게 벌리고 앉는다.
2) 어깨와 수평이 되도록 두 팔을 넓게 편다.
3) (척추를 바르게 세운 상태에서) 숨을 들이쉬면서 상체를 왼쪽으로 비틀되, 오른손으로 왼쪽 엄지발가락에 닿게 하고 눈은 왼손 끝을 응시한다.
4) 천천히 숨을 내쉬면서 상체를 중앙을 향하게 한다.
5) 반대로 숨을 들이쉬면서 상체를 오른쪽으로 비틀되, 왼손으로 오른쪽 엄지발가락에 닿게 하며 눈은 오른손 끝을 응시한다.
6) 천천히 숨을 내쉬면서 상체는 정면을 향하게 하되 5-10회 반복한다.

호흡 >>
들숨 - 복부에 압력을 가하기 위해 비틀 때
날숨 - 상체가 중앙으로 돌아올 때

의식 >>
호흡, 비트는 움직임과 척추와 근육의 효과

주의 >>
등에 질환이 있는 사람은 주의한다.

효과 >>
척추를 부드럽게 해 주며 등의 경직을 완화시켜 준다.

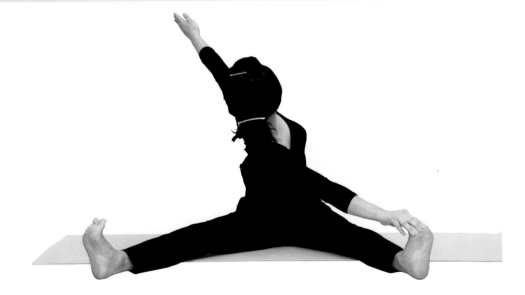

③ 방아 돌리기(Chakki chalana asana, 착끼 찰라나 아사나)

1) 기본자세로 앉는다.
2) 척추는 반듯하게 세우고 가슴 앞에서 팔을 곧게 편 채 깍지를 낀다.
3) 맷돌을 시계방향으로 돌리듯이 천천히 손을 앞으로 내밀면서 숨을 내쉰다.(수련하는 동안 팔을 곧게 펴야 하며 상체는 자연스럽게 팔을 따라 앞을 향한다)
4) 두 팔이 복부 쪽으로 향할 때에 숨을 들이쉰다. (이때 상체는 뒤쪽을 향해 비스듬해진다)
5) 5-10회 수련 후에 같은 횟수만큼 반대 방향으로 수련한다.

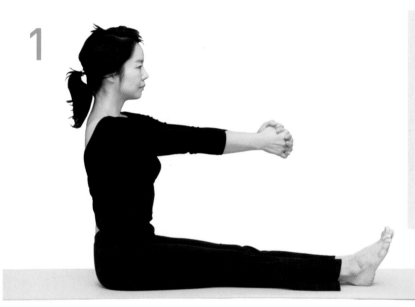

효과 >>
신경, 골반, 복부 기관에 좋다. 임산부는 임신 첫 3달 동안에 수련해도 무방하며 출산 후 회복에 매우 효과적이다. 월경주기가 불규칙해서 고민인 여성은 자연스럽게 규칙적인 월경 주기로 바뀌게 된다.

의식 >>
호흡, 허리, 엉덩이나 골반부위

주의 >>
허리와 팔 그리고 두 다리를 곧게 편다.

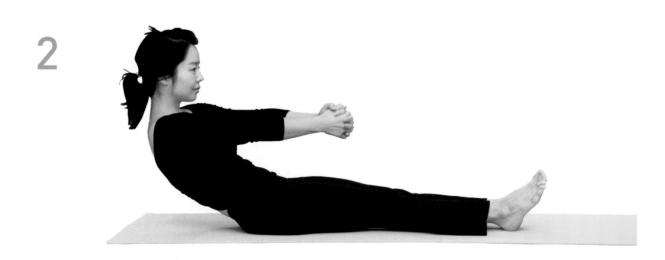

4 배 젓기(Nauka sanchalana asana, 노우까 산차라나 아사나)

1) 기본자세로 앉는다.

2) 노 젓는 것을 상상하면서 두 손으로 노를 꽉 잡는 모양을 한다.

3) 팔을 앞으로 내밀되, 숨은 천천히 내쉬면서 자연스럽게 허리에서부터 앞으로 숙인다.

4) 숨을 들이쉬면서 가능한 상체를 뒤쪽으로 기울이면서 손을 가슴 쪽을 끌어당긴다.

5) 5-10회 반복 수련한 다음에 반대 방향으로 배를 저어 가는 것처럼 한다.

1

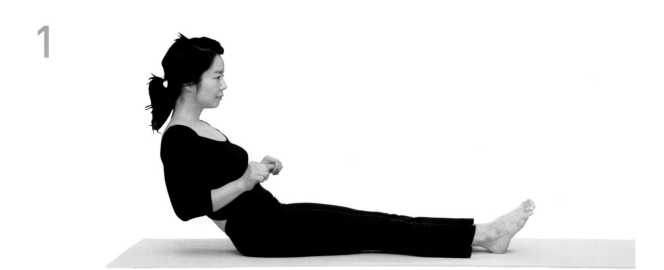

의식 >>
호흡, 움직임, 허리나 골반부위

효과 >>
골반과 복부에 좋으며 변비 해소와 월경 주기를 규칙적으로 바꿔준다.

주의 >>
이 동작을 하는 동안 두 다리는 반듯하게 펴서 바닥에 닿게 한다.

2

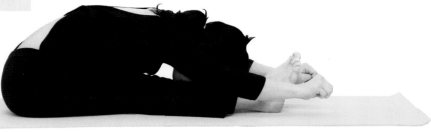

5 고양이 자세 1(Marjāri asana, 마르자리 아사나)

1) 두 손을 무릎에 올려놓은 체 무릎을 꿇고 반듯하게 앉는다.

2) 엉덩이를 들면서 상체를 일으킨다.

3) 상체를 앞으로 구부리면서 두 손을 본인의 어깨 넓이만큼 벌려서 바닥에 놓되, 히프와 무릎이 직각이 되도록 한다. (이때 두발을 서로 자연스럽게 붙이거나 또는 본인의 발이 하나 들어 갈수 있는 간격으로 벌린다)

4) 배를 앞으로 내밀면서 허리를 최대한 복부 쪽으로 밀어서 어깨와 히프 사이가 아름답고 원만한 곡선이 되도록 하되, 팽팽한 느낌이 들도록 하면서 숨을 들이쉰다.

5) 고개를 뒤쪽으로 젖힌다.

효과 >>
목, 어깨 그리고 척추의 컨디션과 여성 생식기를 강화시키며, 불규칙적인 맨스도 조절해 준다.

주의 >>
두 팔과 넓적다리를 수직으로 세운다.

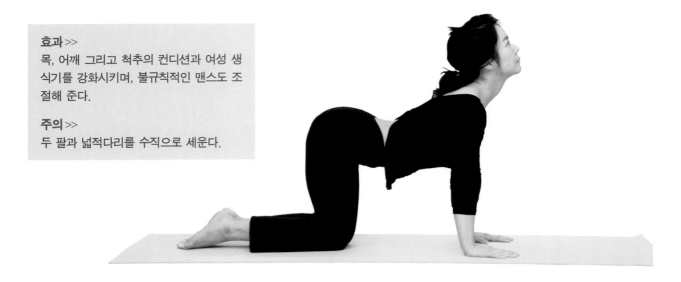

6 고양이 자세 2(Marjāri asana, 마르자리 아사나)

1) 두 손을 무릎에 올려놓은 체 무릎을 꿇고 반듯하게 앉는다.

2) 엉덩이를 들면서 상체를 일으킨다.

3) (두 무릎을 서로 붙인 상태에서) 상체를 앞으로 구부리면서 두 손을 본인의 어깨 넓이만큼 벌려서 히프와 무릎이 직각이 되도록 하되, 손바닥으로 바닥을 짚는다. (이때 팔꿈치를 구부리지 말며 두발은 서로 자연스럽게 붙이거나 알맞게 벌린다)

4) 배를 위쪽으로 밀어 올리면서 어깨, 허리 그리고 히프가 아치형이 되도록 하되 이때 숨을 내쉰다.

5) 고개는 자연스럽게 숙이되, 몸무게는 두 팔과 다리에 의지한다.

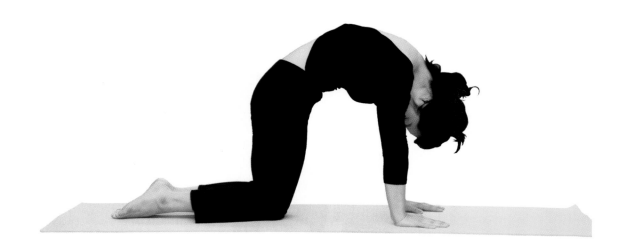

호흡 >>
자연스럽게

의식 >>
동작과 함께 하는 호흡과 척추의 위에서 아래까지의 굴곡
에 둔다.

효과 >>
몸과 어깨, 척추의 유연성을 향상시킨다. 이 아사나는 임

신 6개월까지는 수련해도 안전하지만 3개월 이후에는 복
부를 강하게 수축시키는 것은 피해야 한다. 월경불순이나
백대하(白帶下)[1]를 완화시키며, 생리통에도 효과적이다.

주의 >>
무릎 관절염이나 허리 디스크 환자는 주의한다.

7 호랑이 자세 1(Vyāghra asana, 와그흐라 아사나)

1) 두 손을 무릎에 올려놓은 체 무릎을 꿇고 반듯하게 앉는다.(번개자세)

2) 엉덩이를 들면서 상체를 앞으로 구부리되 두 손바닥을 본인의 어깨 넓이만큼 벌려서 바닥을 짚는다.

3) 왼쪽무릎과 두 손바닥으로 바닥을 짚되, 히프와 무릎이 직각이 되도록 한다.

4) 숨을 천천히 들이 쉬면서 오른발을 뒤로 올려 발끝이 머리를 향하게 하되 등을 굽힐 수 있을 만큼 굽힌다.
   (이때 발등이 무릎과 일직선이 되게 하고 고개는 약간 뒤로 젖힌다.

5) 숨을 천천히 내쉬면서 발을 내려놓는다.

6) 이번에는 발을 바꾸어서 하되 각각 5회 정도 한다.

---

1) 여성 생식기에서 나오는 분비물

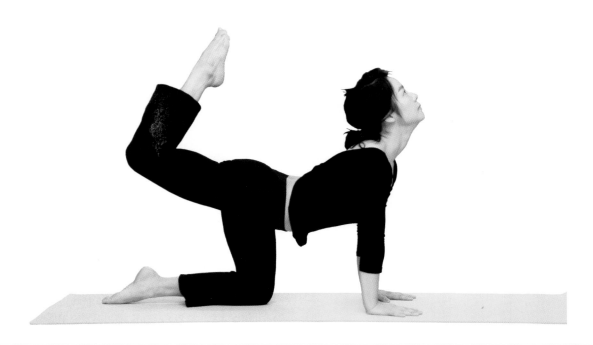

의식 >>
호흡에 맞게 하는 동작

효과 >>
등과 척추에 좋으며, 척추신경을 정상화시킨다. 복부 근육을 펴주고 소화능력을 증진시킬 뿐만 아니라 혈액순환을

원활하게 해 준다. 좌골신경을 이완시켜 좌골신경통을 덜어주며 다리를 부드럽게 해 줄뿐만 아니라 히프와 허벅지의 군살을 제거해 준다.

주의 >>
들어 올린 다리의 히프가 뒤틀리지 않도록 유의한다.

8 호랑이 자세 2(Vyāghra asana)

1) 두 손을 무릎에 올려놓은 체 무릎을 꿇고 반듯하게 앉는다.
2) (숨을 들이 쉬면서) 무릎으로 일어나면서 상체를 일으킨다.
3) 숨을 천천히 내쉬면서 상체를 앞으로 구부리되, 두 손을 본인의 어깨 넓이만큼 벌리면서 엉덩이와 무릎이 직각이 되도록 하면서 바닥을 짚는다.
4) 이때 오른쪽 다리는 구부려서 무릎과 이마가 닿을 때까지 서로 당겨주고 발등은 바닥에 닿지 않도록 펴되, 구부린 왼쪽 무릎에 살짝 댄다.
  - 효과와 주의는 호랑이 자세 1과 같음

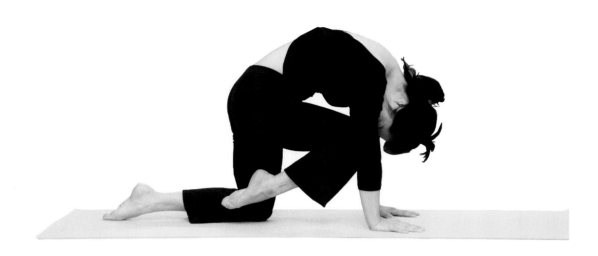

9 토끼 자세(Śaśanka asana, 샤샨까 아사나)

1) 두 손을 무릎에 올려놓은 체 무릎을 꿇고 반듯하게 앉아서 눈을 감고 이완한다.

2) 엉덩이를 들면서 상체를 일으킨다.

3) 천천히 숨을 들이 쉬면서 팔을 곧게 펴고 어깨넓이로 벌린 채 위로 올린다.

4) 팔과 머리를 일직선으로 유지한다.

5) 천천히 숨을 내쉬면서 고관절에서부터 상체를 숙여 이마와 코 또는 턱이 땅에 닿게 한다. (이때 두 팔은 자연스럽게 바닥에 닿아 이완되도록 하며 엉덩이가 양발 뒤꿈치에 닿도록 한다)

6) 4-5초 정도 숨을 멈추고 있다가 천천히 호흡을 들이쉬면서 상체를 일으킨다.

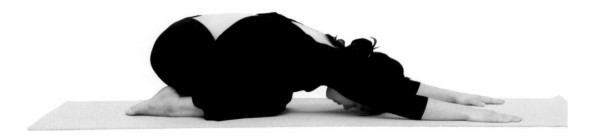

의식 >>
호흡

효과 >>
등의 근육과 척추를 펴 주며, 디스크나 등이 아픈 것을 제거 해 준다.

주의 >>
고혈압, 추간판 탈출증, 현기증이 있는 사람은 주의한다.

10 코브라 자세 1(Bhujanga asana, 부잔가 아사나)

1) 복부를 바닥에 대고 눕되, 손바닥을 어깨넓이 만큼 벌린 상태에서 어깨 밑에 둔다.
2) 발등은 바닥을 향하도록 가지런히 붙여놓는다.[2]
3) 숨을 천천히 들이쉬면서 두 팔을 반듯하게 들어 올리되, 상체도 함께 들어 올린다.
4) 숨을 머금은 상태에서 허리를 최대한으로 뒤로 휘면서 머리도 자연스럽게 15도 정도 뒤로 젖힌다. 이때 체중은 두 팔로 지탱한다.
5) 숨을 천천히 내쉬면서 두 팔과 상체를 가볍게 내려놓는다.

의식 >>
호흡이나 동작

효과 >>
토끼자세와 거의 비슷하지만 특히 여성 생식기를 강화시키며 불규칙한 월경주기를 규칙적인 주기가 되게 한다. 넓적다리와 복부 그리고 골반주위를 강화시켜 줄 뿐만 아니라 간, 신장, 내장기관의 기능을 강화시킨다. 또 등이나 어깨의 통증을 완화시켜 줄 뿐만 아니라 모든 척추신경을 균형있게 해 준다.

주의 >>
허리 디스크 환자는 주의한다.

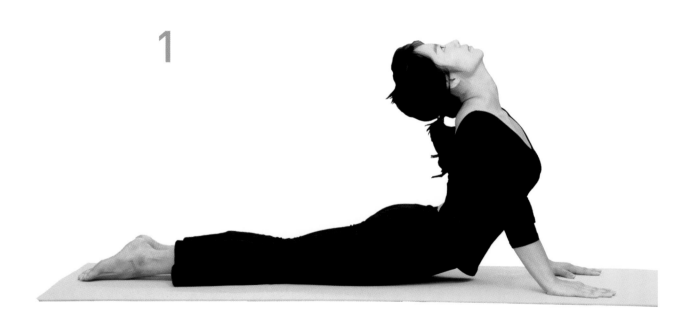

1

2) 이 자세에서 발등은 사진과 같이 바닥에 닿게 하거나 또는 세운다.

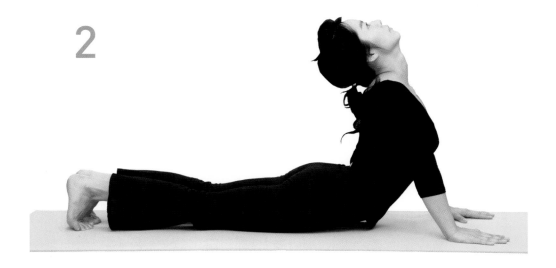

11 코브라 자세 2(Bhujanga asana, 부잔가 아사나)

1) 복부를 바닥에 대고 눕되, 손바닥을 어깨넓이 만큼 벌린 상태에서 어깨 밑에 놓는다.

2) 두 발등은 바닥을 향하도록 가지런히 붙여놓는다.

3) 숨을 천천히 들이쉬면서 두 팔을 반듯하게 들어 올리되, 상체도 함께 들어 올린다.

4) 숨을 머금은 상태에서 머리를 왼쪽으로 돌려 오른쪽 발뒤꿈치를 응시한다. 이때 팔꿈치가 구부러지지 않도록 유의한다.

5) 반대로 머리를 오른쪽으로 돌려 왼쪽 발뒤꿈치를 응시한다.

6) 숨을 천천히 내쉬면서 두 팔과 상체를 가볍게 내려놓는다.

7) 두 손을 목이나 머리 위에 올려놓고 휴식을 취한다.

효과와 주의 사항은 코브라 자세 1과 같다.

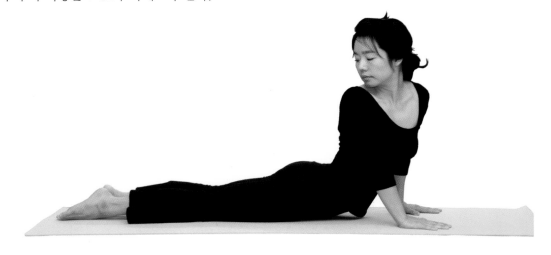

7

어깨, 목, 척추 등에
좋은 자세들

어깨, 목, 척추 등에 좋은 자세들

목, 어깨, 척추는 우리 인체에서 빼 놓을 수 없을 정도로 매우 중요하다. 등에 통증이 있거나 굳어 있는 사람 또는 많은 시간을 앉아서 보내는 사람들은 자세와 균형, 근육 조절력을 개선해야 한다. 게다가 다리 근육도 강화시켜야 한다. 특히 척추와 허리는 깊은 연관성을 가지고 있으며 우리 몸의 대들보 역할을 하기 때문에 요가 수련을 통하여 항상 단련할 필요가 있다.

■ 어깨 돌리기(Skandha chakra, 스깐다 차끄라)

1) 편안한 명상자세로 앉는다.
2) 팔을 구부려서 손가락들을 어깨위에 살며시 놓는다.
3) 숨을 천천히 들이 쉬면서 양쪽 팔꿈치로 큰 원을 그리면서 올린다.
4) 숨을 천천히 내쉬면서 양쪽 팔꿈치로 큰 원을 그리면서 내린다.
5) 10회 정도 반복한 후에 방향을 바꾸어서 한다.

의식 >>
호흡, 어깨관절 주위가 늘어나는 감각에 둔다.

효과 >>
무리한 운전과 일로 인한 과로를 덜어 주며, 경부 척추염 또는 결린 어깨를 완화시키며, 어깨나 가슴의 아름다움을 유지시킨다.

주의 >>
수련 중에 허리와 척추를 곧게 편 상태에서 몸은 움직이지 않토록 한다.

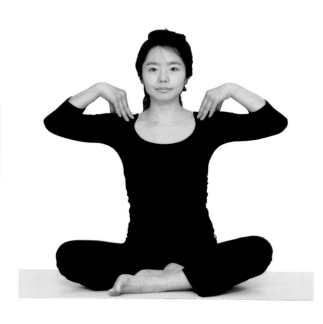

② 구부리기 자세(Praṇama asana, 쁘라나마 아사나)

1) 두 무릎으로 꿇어앉는다(Vajrāsana, 와즈라사나).
2) 두 손으로 양쪽 발목을 잡되, 엄지손가락이 위로 오도록 한다.
3) 숨을 들이 쉬면서 엉덩이를 들어 올린다.
4) 숨을 천천히 내쉬면서 몸을 앞으로 숙이면서 무릎 앞의 바닥에 머리를 댄다. (머리 밑에 수건 등을 깔면 좋다.)
5) 숨 멈춤 상태에서 가능한 높게 엉덩이를 올려 넓적다리가 바닥과 수직이 되도록 한다.(이때 가슴이 턱을 누르지만 편안함을 느끼면 좋다)
6) 엉덩이를 내리면서 토끼자세로 돌아온 다음 짧은 시간동안 두 무릎으로 꿇어앉는다(Vajrāsana).

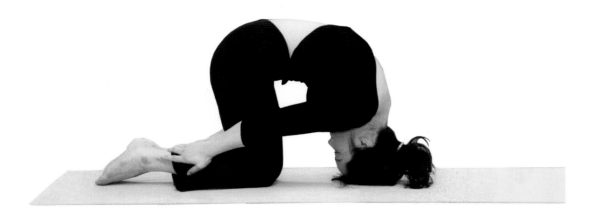

의식 >>
호흡과 정수리나 뇌 쪽으로 혈액의 흐름이 증가되는 데에 둔다.

효과 >>
허리나 어깨의 피로를 완화시키며 또 머리에 혈액 공급을 원활하게 증가시켜 주기 때문에 약하지만 물구나무서기

자세의 효과가 있다. 게다가 (오랫동안 앉아서 생기는 긴장감에서) 생기는 천식도 완화시킨다.

주의 >>
현기증, 목이 약한 사람 또는 고혈압 환자들은 자제한다.

③ 반 낙타자세(Ardha ushtra asana, 아르다 우쉬뜨라 아사나)

1) 두 무릎으로 꿇어앉되(Vajrāsana) 발목은 각기 엉덩이 옆에 둔다.
2) 두 손을 옆에 두고 무릎으로 일어서되, 발등은 펴서 바닥에 닿게 한다.[1]

3) 약간 오른쪽 어깨를 뒤쪽으로 기울인 채 오른손을 펴서 오른쪽 발뒤꿈치를 단단하게 잡는다.

4) 왼손은 펴서 어깨 높이에서 약 15도 정도 올린다.

5) 고개는 자연스럽게 하면서 눈은 왼손 끝을 응시한다.

6) 오른손을 내리면서 왼손으로 왼쪽 발뒤꿈치를 단단하게 잡고 이번에는 오른손을 약 15도로 올린다.

7) 복부를 앞으로 최대한 내밀면서 허벅지는 수직으로 세운다.

8) 이번에는 더 몸을 비틀어서 오른손으로 왼쪽 발뒤꿈치를 단단하게 잡는다.

9) 왼손을 어깨 높이에서 약 15° 정도 올린다.

10) 위치를 바꾼다.

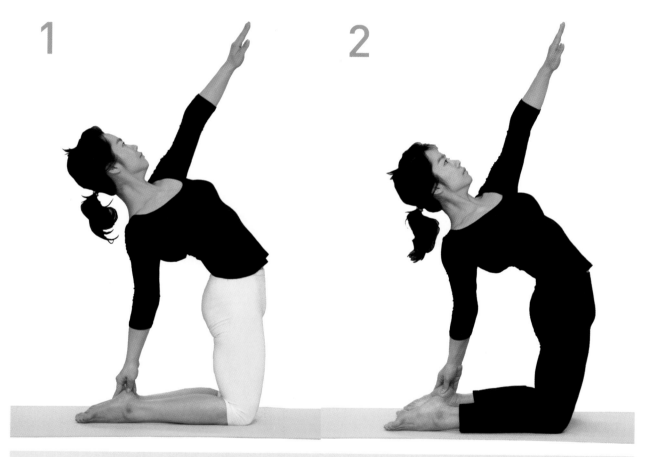

호흡 >>
이 자세를 취하는 동안 가슴이 펴져 있기 때문에 숨은 자연스럽게 쉰다.

의식 >>
자연스런 호흡이나 등 또는 목이 펴지는 데

효과 >>
소화기나 생식기, 특히 변비 해소에 좋다. 척추를 느슨하게 해 주고 요통과 견비통 또는 등의 통증을 제거시켜 준다.

주의 >>
허리나 척추, 어깨 또는 갑상선 환자는 이 자세를 삼가 해야 하며 무리하게 수련하는 것은 금물이다.

1) 발가락만 세워서 상체의 균형을 유지하기도 한다.

4 낙타 자세(Ushtra asana, 우쉬뜨라 아사나)

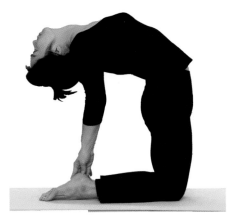

1) 두 무릎으로 꿇어앉되(Vajrāsana, 와즈라사나) 발목이 엉덩이 사이에 오도록한다.
2) 무릎을 일으키되, 두 손은 옆에 두며, 발등은 펴서 바닥에 닿게 한다.
3) 두 무릎과 두 발을 붙여 수직인 상태에서 등을 뒤로 천천히 기울이면서 오른손으로 오른발 뒤꿈치를 잡고 왼손으로 왼발 뒤꿈치를 단단하게 잡는다.
4) 복부를 앞으로 내밀면서 가능한 척추를 뒤로 젖힌다.
5) 온몸을 이완시키되, 등의 근육은 가능한 펴준다.
6) 전신의 몸무게는 다리와 팔에 의해서 지탱된다.
7) 천천히 처음 자세로 돌아온다.
호흡, 효과와 주의는 반 낙타자세와 같다.

5 허리 비틀기 자세(Kati chākra asana, 까띠 차끄라 아사나)

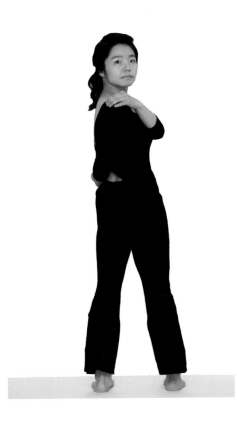

1) 50Cm 넓이로 두발을 벌리고 서되, 두 팔은 자연스럽게 양옆에 둔다.
2) 깊게 숨을 들이 쉰 다음 천천히 숨을 내쉬면서 머리와 상체를 왼쪽으로 비틀면서 동시에 오른손을 왼쪽 어깨에 올리며, 왼팔로 등을 감싸되, 시선은 왼쪽 어깨에 둔다.
3) 복부가 부드럽게 늘어나도록 노력하며 2초 정도 숨을 멈췄다가 처음으로 돌아온다.
4) 반대로 상체를 오른쪽으로 돌려 왼손을 오른쪽 어깨에 올리면서 오른팔로 등을 감싸되, 시선은 오른쪽 어깨에 둔다.
5) 5-10회 반복한다.

의식 >>
호흡과 복부 및 척추근육에 집중한다.

효과 >>
이 아사나는 허리, 등 그리고 고관절을 정상화시킨다. 또 등의 경직과 자세의 부조화를 바로 잡아줄 뿐만 아니라 긴장을 덜어 주기 때문에 아무 때나 해도 좋다.

주의 >>
수련 중에 두 발은 바닥에 완전하게 고정시키되 팔과 등은 가능한 많이 이완시킨다.

6 허리 돌리기 자세
(Tiryaka kati chākra asana, 띠르야까 까띠 차끄라 아사나)

1) 정면을 향해 어깨 넓이만큼 두 발을 벌리고 바르게 선다.

2) 두 손을 서로 깍지 긴 체 배꼽 앞에 둔다.

3) 숨을 천천히 들이쉬면서 두 팔을 머리 위까지 올린 다음 허리를 오른쪽으로 돌리되 손바닥도 바깥쪽으로 나가도록 돌린다.

4) 숨을 천천히 내쉬면서 히프를 뒤로 내밀되 다리와 몸통이 직각이 되게 한다. (이때 수련자는 손등을 보되, 등은 반듯하게 펴준다)

5) 숨을 멈춘 채 천천히 두 팔과 등을 돌릴 수 있을 만큼 왼쪽으로 돌렸다가 중앙으로 되돌아온다.

6) 5번 정도 반복한다.

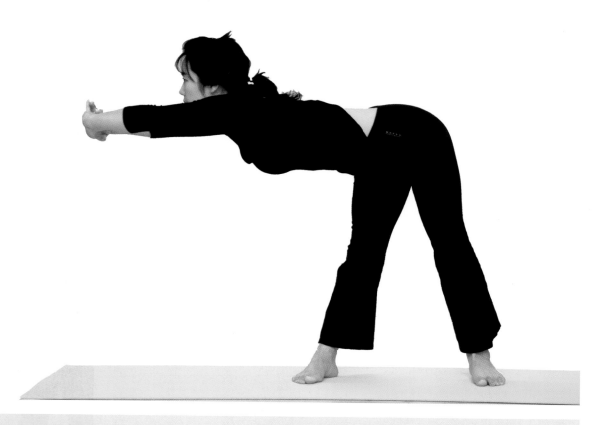

효과 >>
허리, 등, 어깨 그리고 히프의 균형을 아름답게 유지시켜 준다.

7 이중 각도 자세(Dwikoṇa asana, 두이꼬나 아사나)

1) 어깨 넓이만큼 두 발을 벌리고 똑바로 선채 숨을 들이쉰다.

2) 시작 자세로 등 뒤에서 두 손을 서로 깍지를 낀다.

3) 숨을 천천히 내쉬면서 가능한 높게 팔을 올리며 히프를 뒤로 내밀되, 상체를 앞으로 구부리고 다리 및 어깨와 가슴을 편다.

4) 눈은 가능한 멀리 본다.

5) 팔은 앞쪽으로 잡아당기듯이 반듯하게 편다.

6) 자연스럽게 손을 내린다.

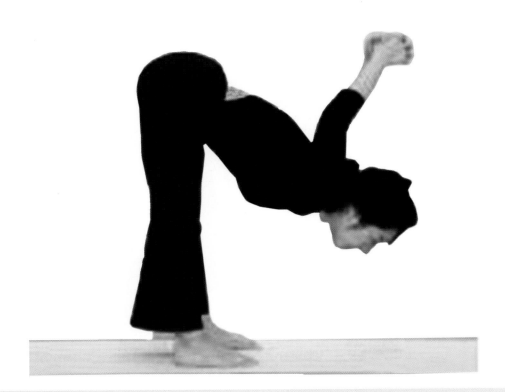

의식 >>
팔과 어깨, 척추 위쪽이 늘어나는 곳에 집중한다.

효과 >>
윗부분 척추와 어깨의 인대 접착부를 강화시키며 가슴과 목의 기능을 증장시켜 준다. 또한 청소년들의 성장 발육에 매우 좋다.

주의 >>
어깨 관절[2])이 있는 사람은 피해야 한다.

---

2) 견관절(肩關節)이라고도 하는데 위팔뼈와 어깨뼈 사이의 관절로 우리 몸에서 가장 움직임이 자유롭다

⑧ 다리 구부려 펴기 자세(Utthana asana, 탄나 아사나)

1. 다리를 1m 정도 벌리고 바르게 선다.
2. 발가락은 바깥쪽으로 향하게 하며 수련 내내 그대로 유지한다.
3. 양손을 깍지 껴서 몸 앞에 자연스럽게 둔다.
4. (초보자인 경우) 숨을 천천히 내쉬면서 무릎을 구부려 엉덩이를 20cm 정도 내린 최종 상태에서 척추를 곧게 편다.
5. 5-10초정도 최종자세를 유지하다가 서서히 선 자세로 돌아와서 몸을 이완시킨다.
6. (숙련된 수련자인 경우) 무릎을 구부려서 손이 바닥에 닿을 때까지 천천히 엉덩이를 내리되, 척추를 곧게 세운 채 팔과 어깨를 이완한다.
7. 몇초 동안 최종자세를 유지하다가 서서히 바르게 선 자세로 돌아와서 몸을 이완시킨다.

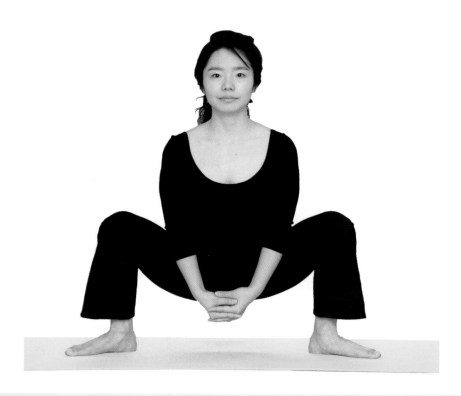

호흡 》
무릎을 굽히면서 숨을 내쉰다.
일어나면서 숨을 들이쉰다.

의식 》
호흡

효과 》

척추 중간의 근육, 골반, 자궁 그리고 대퇴부, 무릎과 발목을 강화시킨다.
또 몸의 에너지 순환을 증가시킨다.

주의 》
자궁 탈수증이 있는 여성이나 임신 3개월 이후의 임산부는 삼가한다.

9 시계 추 자세(Dola asana, 돌라 아사나)

1. 다리를 1m 정도 벌리고 선채 손은 깍지 껴서 목뒤에 둔다.
2. 발을 바닥에 고정시킨 채, 숨을 깊게 들이쉰다.
3. 상체를 오른쪽으로 약간 비틀어서 숨을 천천히 내쉬면서 앞으로 숙인다.
4. 숨을 멈춘 채 머리와 몸을 오른쪽 무릎에서 왼쪽무릎으로 3회 번갈아 돌린다.
5. 숨을 들이쉬면서 선 자세로 돌아온다.

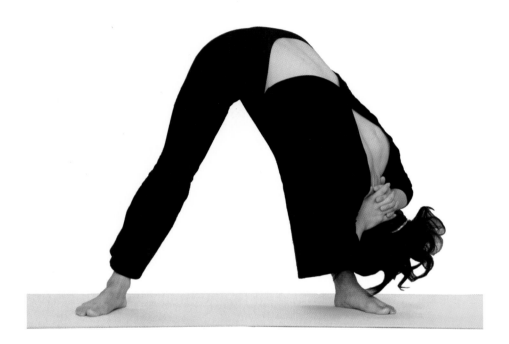

의식 >>
척추나 곧게 편 무릎

효과 >>
슬와근[3]과 등 근육을 강화시킬 뿐만 아니라 척추를 부드럽게 하며 척추 신경을 정상화시킨다. 특히 머리와 얼굴의 혈액순환을 증가시킨다.

주의 >>
현기증, 고혈압 환자는 주의한다.

---

3) 무릎 구부릴 때 사용하는 근육

8

눈에 유익한 요가 수련법

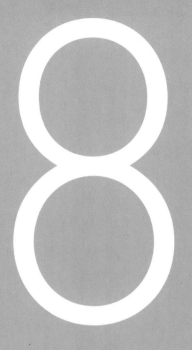

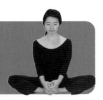

08 눈에 유익한 요가 수련법

　현대인은 누구나 좋은 시력과 아름답고 영롱하게 빛나는 눈을 가지길 원한다. 선천적으로 좋은 시력을 가지고 태어난 사람도 있지만 대부분의 사람들은 나이를 먹으면서 또는 좋지 않은 생활 습관으로 인하여 점점 시력이 나빠지게 된다. 어떤 사람은 눈 관리를 잘 하지 못해서 뒤늦게 후회를 하기도 한다.

　우선 눈에 유익한 요가 수련을 통해서 시력이 떨어지는 것을 미연에 방지하는 것이 좋다. 아래의 동작들은 장시간의 TV 시청이나 스마트 폰 또는 컴퓨터를 너무 오랫동안 사용해서 눈이 많이 피로한 사람, 그리고 책을 많이 보는 사람들과 아름다운 눈을 갖기를 원하는 사람들에게 매우 유익하다. 수련 전에 명심할 것은 손을 청결하게 하며 규칙적으로 수련하는 것이 바람직하다.

1 손바닥 마사지

1. 편안한 자세로 앉아서 살며시 눈을 감는다.[1]
2. 양 손바닥이 뜨거워질 때까지 자연스럽게 문질러서 눈꺼풀[2]을 살며시 덮는다.
3. 눈으로 따뜻함이 전해지면서 눈 근육이 이완되는 것을 느낀다.
5. 같은 방법으로 5회 정도 반복해서 피로한 눈을 이완시킨다.

호흡 >>
자연스럽게

효과 >>
수험생, 직장인 또는 눈 근육의 생기를 회복시키며 불완전한 시력 교정을 돕는 눈의 각막과 수정체 사이를 이동하는 수양액(水樣液)[3]의 순환을 원활하게 한다.

주의 >>
청결한 손

---

1) 편안하게 의자나 방석 또는 야외 잔디밭이나 벤치 등에 앉는다.
2) 눈알을 보호하며 눈물을 분포시키는 역할을 할 뿐만 아니라 눈으로 들어오는 광선의 양을 조절한다.
3) 눈의 앞쪽 공간을 채우는 맑은 용액으로 각막과 수정체, 홍채 사이를 채우고 있다.

1

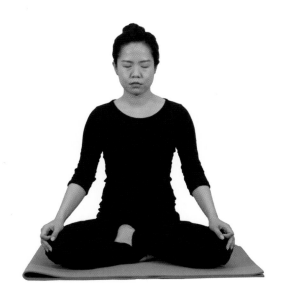

Tip

전신을 이완시키면서
편안하게 마음을
안정시킨다.

2

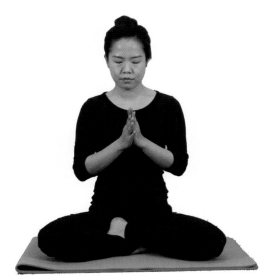

3

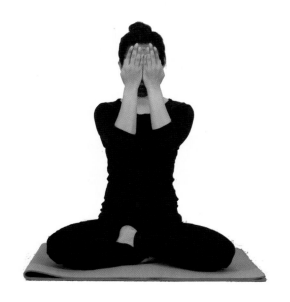

2 눈을 빠르게 깜박거리기

1. 자연스럽게 눈을 뜬 상태에서 빠르게 눈을 10번 정도 깜빡거린다.

2. 살며시 눈을 감고 약 20초 정도 눈을 이완시킨다.

3. 다시 10번 정도 빠르게 눈을 깜빡인 후 다시 눈을 감고 이완한다.

4. 같은 방법으로 5회 정도 반복한다.

1

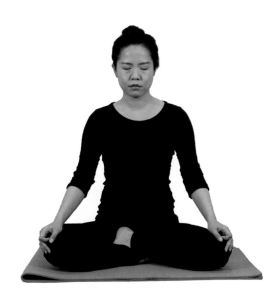

2

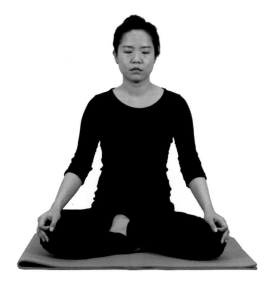

호흡 >>	효과 >>
자연스럽게	피로해진 눈의 근육을 이완시키는데 매우 효과적이다.

3 위, 아래(上, 下) 보기 1

1. 자연스럽게 의자 또는 바닥에 편안하게 앉는다.
2. 두 팔을 앞으로 반듯하게 펴서 엄지는 세우되 나머지 손가락은 서로 깍지를 낀다.
3. 두 엄지손가락을 상, 하로 천천히 움직이되 눈의 초점은 엄지에 두면서 5회 정도 반복한다.

호흡>>
자연스럽게

주의>>
목은 움직이지 말며 두 엄지손가락은 수련자 시야(視野)[4]의 범위 내에서만 움직인다. 팔이 아플 수도 있으니 스스로 횟수를
조정하는 것도 무방하다.

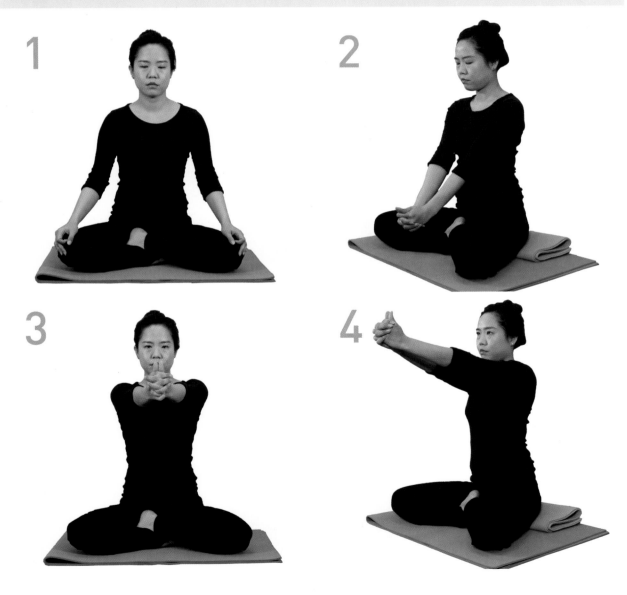

5

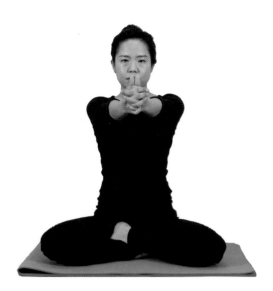

6

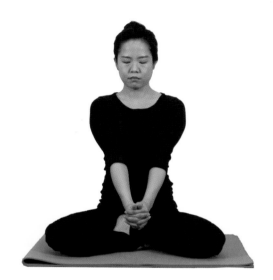

7

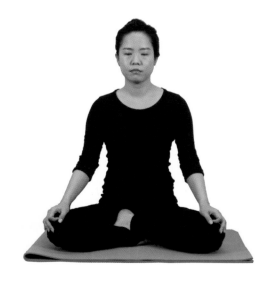

④ 위, 아래(上, 下) 보기 2

Tip

팔과 팔의 간격이 넓어서 엄지가 선명하게 보이지 않을 경우에는 간격을 스스로 좁히면서 수련한다.

1. 자연스럽게 의자 또는 바닥에 편안하게 앉는다.

2. 시야 범위내에서 두 팔의 엄지는 세우고 나머지 손가락은 구부리되 팔은 어깨와 일직선이 되도록 반듯하게 앞으로 내민다.

3. 동시에 천천히 호흡을 들이쉬고 내쉬면서 오른손은 내리고 왼손은 올리되 눈의 초점은 양쪽 엄지손가락에 둔다.

4. 3~5회 반복한다(팔이 아프면 잠시 손을 무릎에 올리고 휴식을 취한다).

호흡 >>	효과 >>
자연스럽게	시야의 폭이 넓어지고 선명하고 정확하게 물체를 볼 수 있음

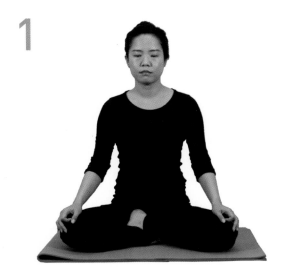

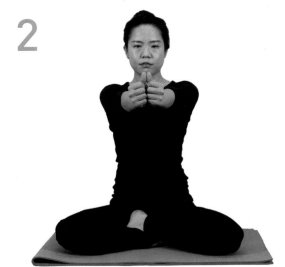

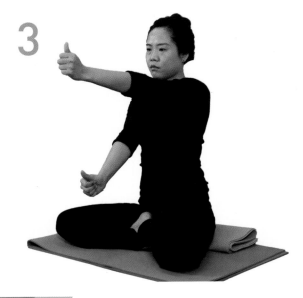

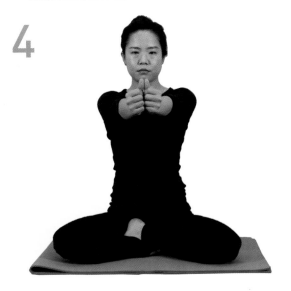

4) 시력이 미치는 범위

5 측면 보기

1. 앞을 향해 편안하게 앉는다.

2. 얼굴은 정면을 향해 고정시키되, 시야 범위 내에서 두개의 엄지는 세우고 나머지는 구부리되, 두 팔은 어깨와 일직선이 되도록 반듯하게 앞으로 내민다.

3. 눈은 엄지를 응시하되, 숨을 천천히 들이쉬고 내쉬면서 두 팔을 동시에 중앙에서 양쪽 바깥쪽으로 천천히 벌린다(시야 범위내에서).

4. 두 팔을 벌린 상태에서 반대로 안쪽으로 천천히 이동하되 눈의 초점은 엄지손가락에 둔다.

5. 왼팔을 앞으로 내민 상태에서 눈은 오른 팔의 엄지를 응시하되 두 팔이 90도가 되도록 한다(동시에 엄지손가락을 응시하면서 초점을 맞춘다).

6. 같은 방법으로 오른팔은 앞으로 왼팔은 옆으로 내밀어 90도가 된 상태에서 동시에 엄지손가락을 응시하면서 초점을 맞춘다.

7. 팔을 내리고 전신을 이완한다.

호흡 >>	효과 >>
자연스럽게	시야 확장

1

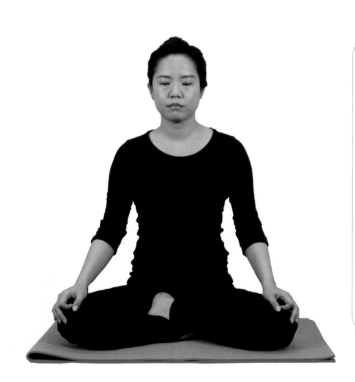

Tip

엄지는 반드시 수련자 시야 내에 있어야 한다. 이때 엄지가 선명하게 보이지 않으면 시야에 들어올 때까지 양팔을 앞쪽으로 당긴다. 머리는 고정시키되 눈높이의 엄지를 똑바로 바라본다. 이때 두 팔은 거의 일직선이지만 사람마다 시야가 다르기 때문에 일직선이 아닐 수도 있다. 양팔이 90도가 된 상태에서는 동시에 엄지 손가락을 보려고 노력한다.

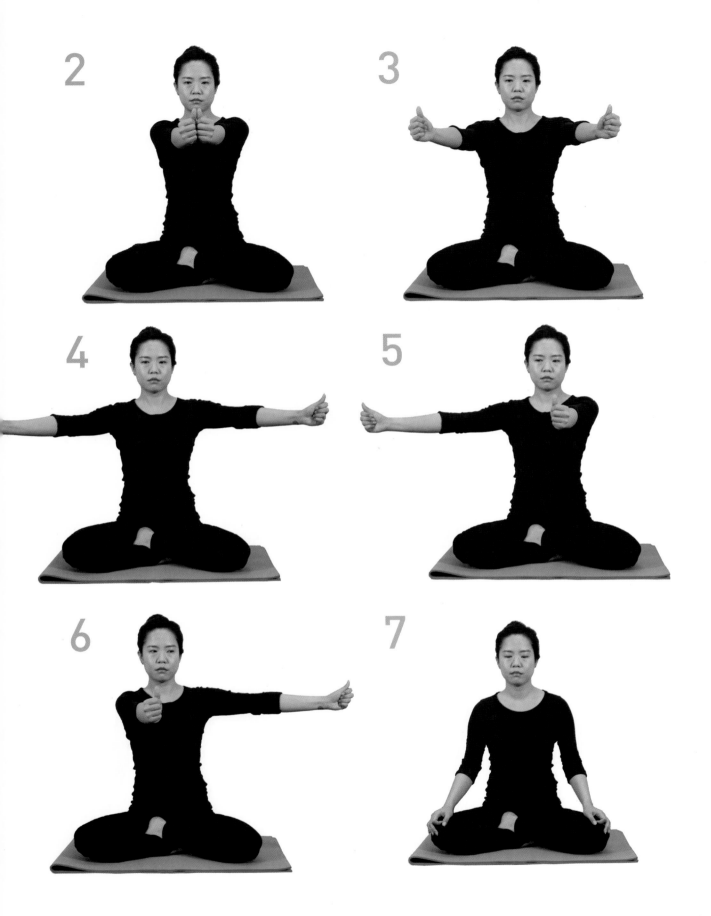

6 회전하는 것 보기

1. 정면을 향해 척추를 바르게 세우고 앉되 가볍게 주먹을 쥔채 허벅지나 무릎 위에 올려놓는다.
2. 오른 손 엄지손가락이 위를 향하도록 해서 숨을 천천히 들이 쉬면서 팔을 들어 시계방향으로 원을 그리되 시선은 움직이는 엄지손가락에 둔다.
3. 3~5회 정도 반복한 잠시 휴식을 취한다.

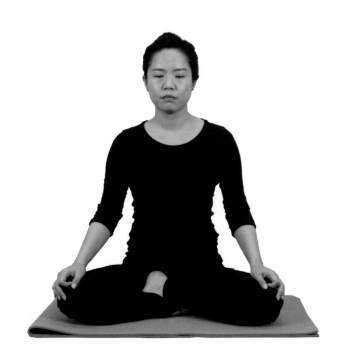

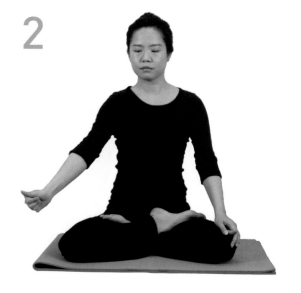

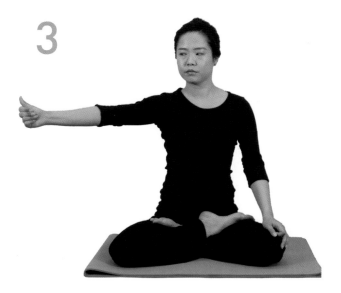

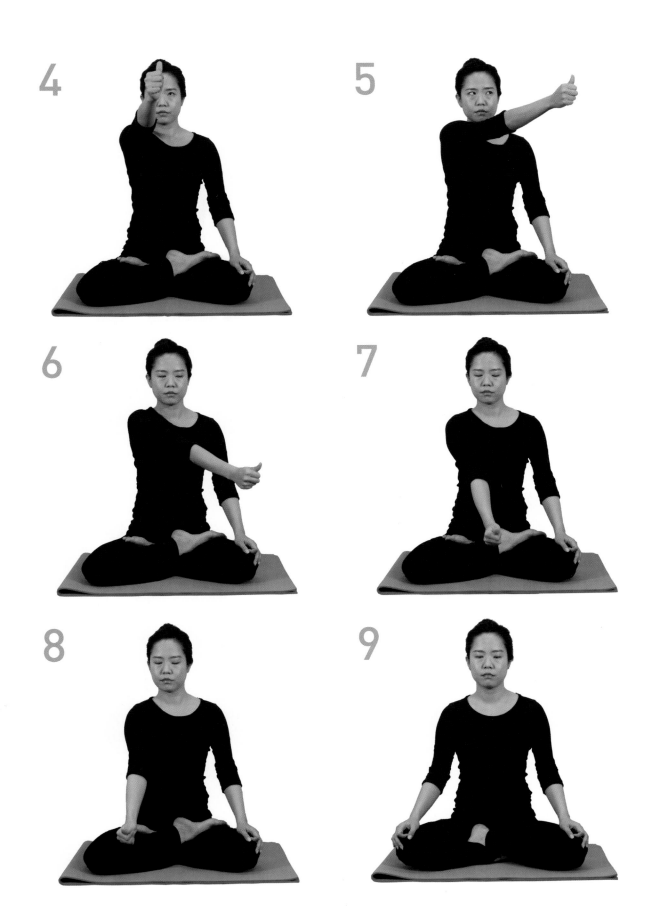

4. 같은 손, 반대 방향으로 3~5회 정도 반복한다.[5]

5. 팔을 내리고 눈을 살며시 감고 10초 정도 이완한다.[6]

6. (팔을 바꾸어서) 같은 방법으로 반복한다.

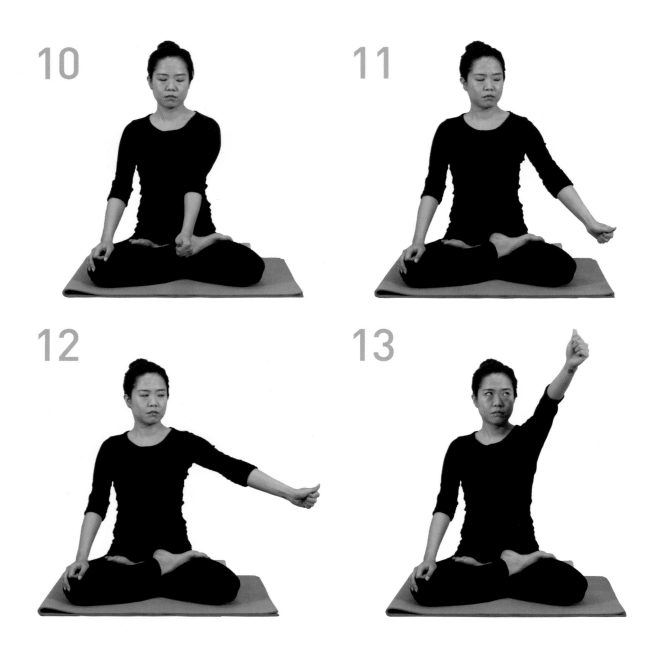

---

5) 이때 머리나 상체가 움직이지 않도록 유의한다.
6) 초보자는 팔이 아플 수도 있으니 짧은 시간이라도 휴식을 취하면 좋다.

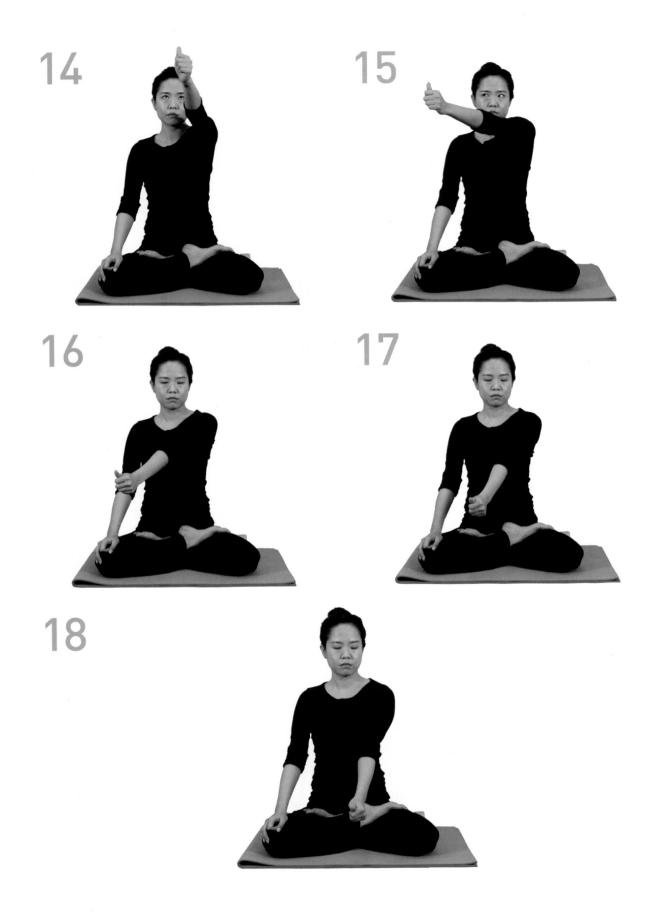

7. 눈을 살며시 감고 10초 정도 이완한다.

19

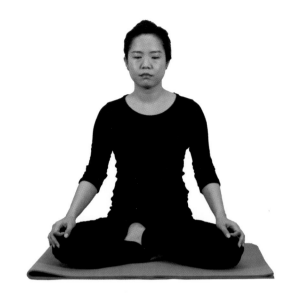

호흡>>
팔을 올릴 때 - 들숨
팔을 내릴 때 - 날숨

Tip

수련시 척추와 머리는 반듯하게 세우며 눈은 자연스럽게 엄지를 응시한다.(이때 눈에 힘을 주지 않는다)

⑦ 코끝 응시하기

1. 척추를 바르게 세운 상태로 다리를 펴고 앉거나 명상자세로 앉는다.
2. 왼손은 왼쪽 무릎 위에, 오른손은 엄지를 위로 향하게 주먹을 쥐되 숨을 들이쉬면서 팔을 곧게 편다.
3. 엄지손가락 끝에 눈의 초점을 두고 천천히 팔을 구부려서 코끝에 엄지가 닿게 한다.
4. 엄지를 코끝에 3-4초 정도 대고 있되 눈의 초점은 엄지에 있으며 숨은 멈춘다.
5. 숨을 천천히 내쉬면서 호흡에 맞추어서 서서히 편다(1회).
6. 5회 정도 반복한다.

1

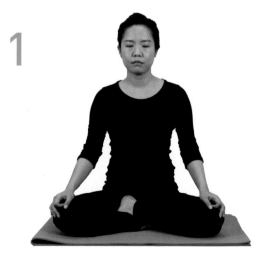

Tip

몸과 마음을 완전히 이완시키면서 호흡에 맞춰 천천히 수련한다.

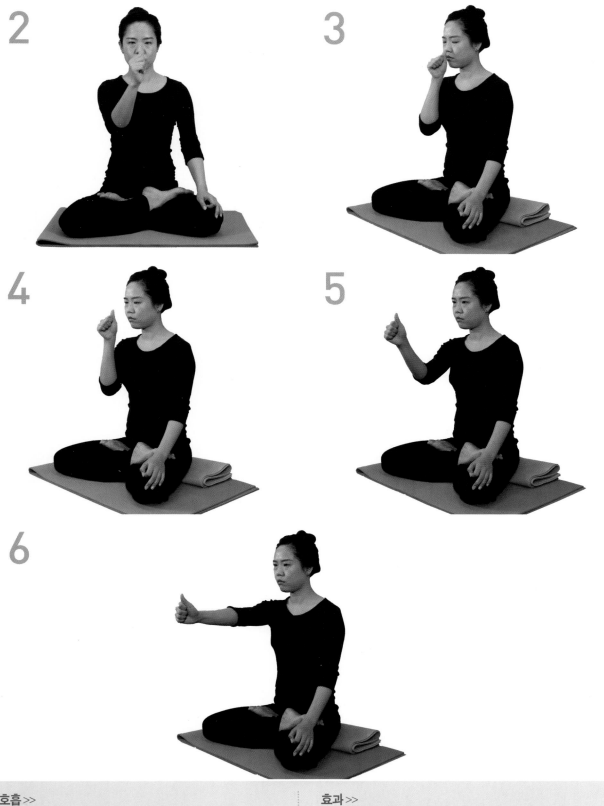

호흡 >>	효과 >>
자연스럽게	눈의 원근 조절력과 초점 맞추는 능력을 향상시킨다.

9

태양 및 달 경배 자세

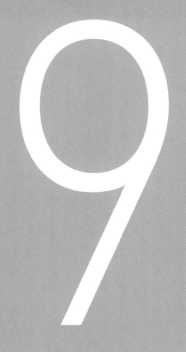

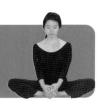

09 태양 및 달 경배 자세

태양 신화에 나오는 모든 요가 동작들은 기초 요가의 총정리라고 할 만큼 중요하다. 아침에 동이 틀 무렵에 해를 바라보면서 이러한 요가 동작들을 아주 경건하고 엄숙하게 수련하면서 하루의 평안함을 기원하는데 이러한 아사나들은 우리 몸 뿐만 아니라 오장 육부의 기능까지도 강화시켜 준다. 특히 이 수련은 허리, 목, 다리나 무릎 그리고 발목의 유연성 내지 민첩성 또는 하체 강화로 인하여 언제나 몸이 가뿐함을 스스로 느끼게 된다.

▎ 태양 신화의 유래

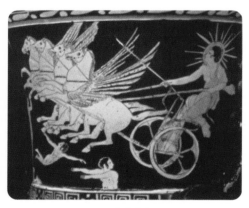

▲ 태양의 신

수르야(Sūrya)는 태양, 나마스까라(Namaskara)는 경배 또는 인사를 뜻하는데 이는 빛과 열, 지식의 근원을 지칭하기도 한다. 태양신은 7마리의 훌륭하고 날렵한 말들이 끄는 황금마차를 타고 하늘을 가로질러 자유로이 다닌다. 어느 날 하누만(원숭이 신)이 태양신을 찾아가서 발아래 엎드려 경배하면서 부족하고 보잘 것 없는 하누만을 제자로 받아 주기를 간청하자, 태양신은 하누만이 항상 당신의 황금마차 앞쪽에서 마차보다 먼저 걸으면서 경전 공부를 하되, 태양신의 수레에 함께 앉을 수는 없다는 조건하에 제자로 받아 들였다.

이에 하누만은 언제나 경전 공부를 하면서 태양신의 마차보다도 앞서서 하늘을 횡단하며 걸어 다녔다. 부단히 노력한 결과, 짧은 시간 내에 모든 경전을 통달하여 수많은 사람들과 짐승들이 존경하는 훌륭한 원숭이가 되었다. 이와 같이 요가 수행자는 반드시 태양신의 축복을 기원한다. 즉 태양은 영적인 의식의 상징이므로 경배의 대상이다.

가장 수련하기 적합한 시간은 해가 뜰 때가 좋으나 일몰 시간도 무난한 편으로 해를 마주보면서 한다. 태양경배 자세는 12가지 연속되는 동작들로 구성되어 있다. 태양을 찬양하는 만뜨라(진언, Mantra: 생각 혹은 정신적 이념으로 생각은 의식 또는 힘을 지칭함. 예; 옴, 쉬바 등)를 음미하면서 이에 따라 아사나 동작을 수련한다. 이 자세들은 수축되어 있는 중요한 근육들을 펴 줄 뿐만 아니라 강화시켜 준다. 게다가 산소 흡입량을 늘려 산소의 흐름을 원활하게 해 주며 호흡기를 고무하여 혈액의 흐름을 증가시켜 준다. 또 몸 전체에 따뜻한 기운과 에너지를 많이 전달해 주며 이러한 동작들의 수련을 통하여 몸이 이완되어 집중력 등이 향상 된다.

2 태양경배 자세(Sūrya Namaskara)

(1) 기도 또는 합장자세 (Praṇama asana, 쁘라나마 아사나)

1) 숨을 자연스럽게 쉬면서 차렷 자세로 두 다리를 붙이고 선다.

2) 두 팔을 구부리고 단정하게 합장(Namaskara Mudra)을 하되, 손은 가슴 중앙에 붙인다.

3) 눈은 반개를 하되, 정면을 응시하면서 몸 전체를 이완시키면서 의식을 집중시킨다.

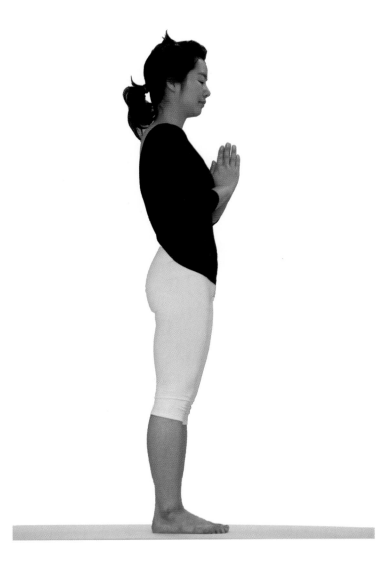

호흡 >>
호흡은 정상적으로 한다.

의식 >>
가슴

주의 >>
합장한 손이 가슴에서 떨어지거나 움직이면
안 된다.

효과 >>
집중과 마음의 고요함이 생기게 한다.

만뜨라 >>
Om Mitraya Namaha (옴 미뜨라야 나마하:
모든 친구들에게 경배합니다)

(2) 손 올리는 자세(Hasta utthana asana, 하스따 우뜨따나 아사나)

1) 숨을 들이 쉬면서 머리 위로 두 손을 펴 들어 올리되, 어깨 넓이만큼 벌린다.
2) 두 다리를 완전히 붙인 상태에서 머리, 팔, 몸통을 뒤로 젖혀서 발목에서부터 손끝까지 자연스러운 초생달 모양이 되도록 한다.

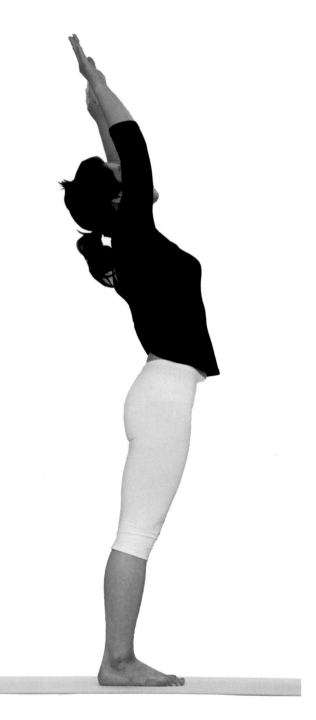

호흡 >>
두 팔을 올릴 때 숨을 들이쉰다.

의식 >>
복부와 배

효과 >>
모든 내장[1]을 펴주며 소화가 잘 되도록 한다. 팔과 어깨근육을 강화시키며, 척추 신경을 조화롭게 해 주며 체중을 감량시킨다.

만뜨라 >>
Om Ravaye Namaha (옴 라와에 나마하: 빛나는 분께 경배합니다)

---

1) (內臟, internal organs), 척추동물의 가슴안이나 배 속에 있는 여러 가지 기관을 통틀어 이르는 말. 위, 창자, 간, 콩팥, 이자 따위가 있다

(3) 손바닥이 바닥에 닿는 자세(Padahasta asana, 빠다하스따 아사나)

1) 손바닥이 두 발의 옆 바닥에 닿을 때가지 구부린다.

2) 이마가 무릎에 닿도록 노력한다.

3) 무리하지 말고, 무릎이 구부러지지 않도록 반듯하게 펴야 한다.

호흡 >>
상체를 앞으로 숙이면서 숨을 내쉰다.

의식 >>
골반 부위

주의 >>
허리나 등에 이상이 있는 사람은 삼가해야 하며, 히프로부터 구부리되, 척추는 반듯하게 펴서 등이 90°가 되도록 또는 편안하게 구부린다.

효과 >>
위장이나 복부질환을 제거하거나 예방하는데 유익하다. 복부 주위의 체중을 감량시켜 주며, 소화가 잘 되게 하며, 변비 해소에 도움을 준다. 혈액순환을 원만하게 해 주며, 척추신경을 정상화시킨다.

만뜨라 >>
Om Suryaya Namaha (옴 수르야야 나마하: 활동에 영향을 미치는 분께 경배합니다)

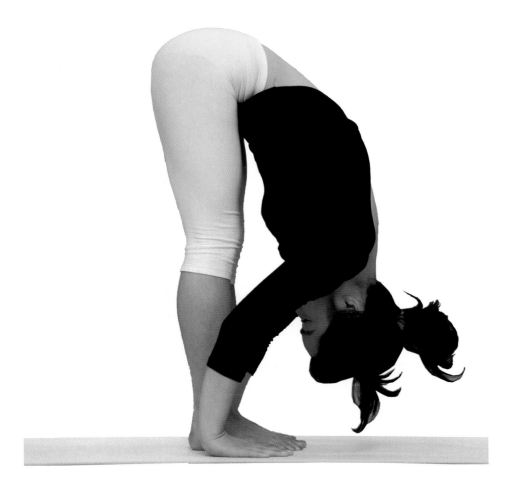

(4) 승마 자세(Aśva Sanchalana asana, 아스와 산찰라나 아사나)

1) (3번 자세에 이어서) 상체를 구부리면서

2) 오른쪽 다리를 가능한 한 뒤로 내밀면서 동시에 왼쪽 무릎을 구부린다. (이때 오른쪽 무릎이 바닥에 닿거나 또는 닿지 않게 하며 발끝은 구부려 세우거나 펴준다.

3) 손끝 또는 손바닥은 왼쪽발 옆에 둔다.

4) 마지막 자세에서 몸무게는 두 손, 왼쪽다리, 오른쪽 무릎 그리고 오른쪽 발가락에 의해 지탱된다.

5) 머리는 뒤쪽으로 기울이되, 등은 활모양이 되게 한다.

호흡>>
다리를 뒤로 내밀면서 숨을 들이쉰다.

의식>>
대퇴부에서 가슴까지 펴지는 데와 미간

주의>>
발 뒤꿈치부터 머리까지 아치형이 되게 한다.

효과>>
복부기관을 마사지 해 줌과 동시에 그 기능을 증진시킨다.
다리근육을 강하게 해 주며 신경계에 균형을 가져다준다.

만뜨라>>
Om Bhanava Namaha (옴 바나와 나마하: 비추는 분에게 경배합니다)

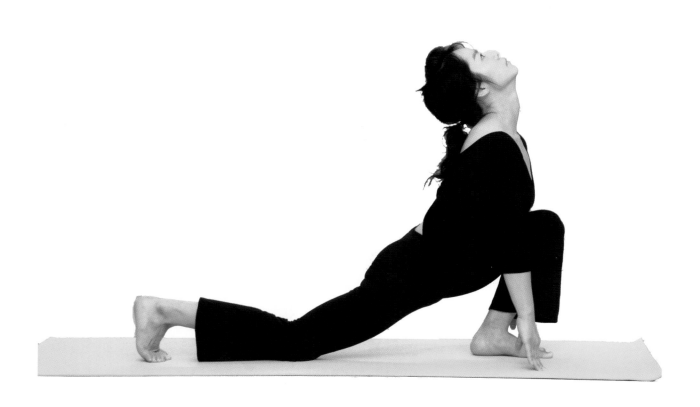

(5) 산 자세(Parvata asana, 빠르와따 아사나)

1) (4번 자세에서) 왼쪽 발을 뒤로 내밀어 오른쪽 발에 대면서 동시에 엉덩이를 올리면서 머리를 두팔 사이로 내린다. 등과 다리가 삼각형이 되게 한다.

2) 다리와 팔이 곧게 펴져야 한다.

3) 발바닥은 바닥에 닿아야하며 머리는 무릎을 향하도록 한다.

4) 너무 긴장하지 말아야 한다.

호흡 >>
왼쪽다리를 뒤로 내밀면서 숨을 천천히 내쉰다.

의식 >>
엉덩이가 이완되는 곳과 목 부위

주의 >>
고혈압 또는 허리 디스크 환자는 자제한다.

효과 >>
팔과 다리의 신경과 근육을 강화시키며, 척추신경이 정상화되며 견갑골(어깨뼈) 사이의 흉추[2]순환을 자극한다.

만뜨라 >>
Om Khagaya Namaha (옴 카가야 나마하: 하늘에서 빠르게 횡단하는 분께 경배합니다.)

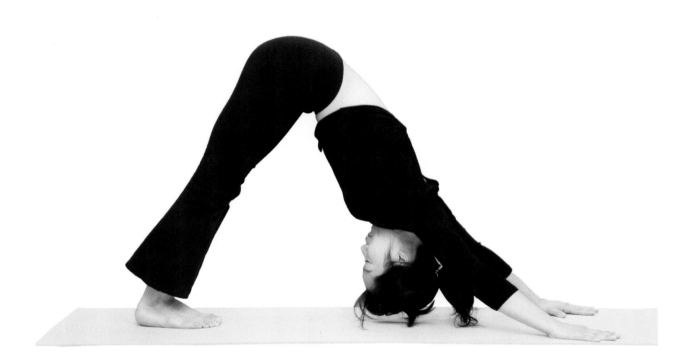

2) (胸椎), 목등뼈와 허리등뼈 사이에 있는 척추

(6) 몸의 8부분으로 하는 경배 자세(아쉬땅가 나마스까라, Ashtānga namaskara)

1) (5번 자세에서) 무릎, 가슴 그리고 턱을 바닥에 먼저 내려놓되, 이때 가슴을 조금 앞쪽으로 내려놓듯이 한다.
2) 엉덩이와 고관절[3] 그리고 복부는 들어 올린다.

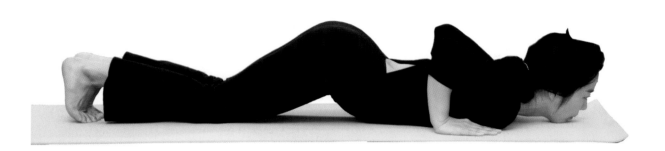

호흡 >>
숨을 내쉰 상태 (숨 멈춤)

의식 >>
복부

주의 >>
발끝을 세우거나 발등을 바닥에 완전히 붙인 상태로 양팔은 겨드랑에 단정히 붙인다.

효과 >>
다리와 팔의 근육 및 가슴(chest) 그리고 어깨쪽지 사이의 척추부위를 강화시킨다.

만뜨라 >>
Om Pushne Namaha (옴 뿌쉬네 나마하: 힘을 주시는 분께 경배합니다)

(7) 코브라 자세 (Bhujanga asana, 부잔가 아사나)

1) 복부를 바닥에 대고 눕되, 손바닥을 어깨넓이 만큼 벌린 상태에서 어깨 밑에 놓는다.
2) 두 발등이 바닥을 향하도록 가지런히 붙여놓는다.
3) 숨을 천천히 들이쉬면서 두 팔을 반듯하게 들어 올리되, 상체도 함께 들어 올린다.
4) 숨을 머금은 상태에서 허리를 최대한으로 뒤로 휘면서 머리도 자연스럽게 15° 정도로 뒤로 젖힌다. 체중은 두 팔에 거의 지탱된다.
5) 숨을 천천히 내쉬면서 두 팔과 상체를 가볍게 내려놓는다.
6) 휴식자세인 악어 자세(Makarāsana, 마까라사나)를 취한다.

---

3) 엉덩이 뼈와 허벅지 뼈를 잇는 관절

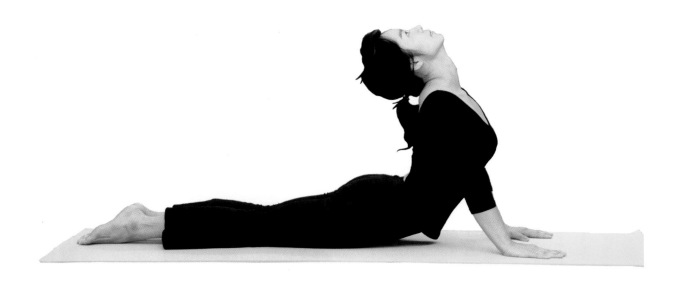

호흡 >>
상체를 올리면서 숨을 들이쉰다.

의식 >>
척추 이완

효과 >>
토끼자세와 거의 비슷하지만 특히 여성 생식기를 강화시키며 불규칙한 맨스를 조절 해 준다. 넓적다리와 복부 그리고 골반주위를 강화시켜 주며, 간, 신장, 내장기관의 기능을 강화시킨다. 게다가 등이 아프거나 또는 모든 척추신경의 균형을 잡아 준다.

주의 >>
허리 디스크 환자는 피한다.

만뜨라 >>
Om Hiranya Garbhaya Namaha (옴 히란야 가르바야 나마하: 황금빛 우주적 자아에게 경배합니다)

(8) 산 자세(Parvata asana, 빠르와따 아사나)

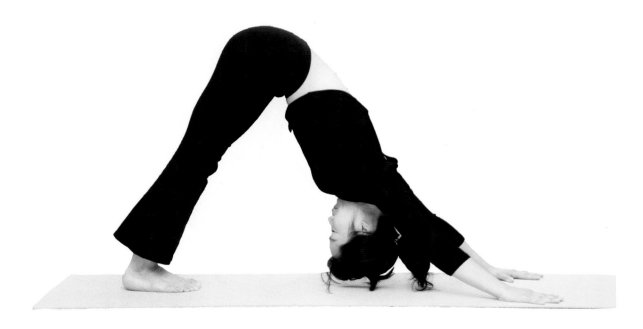

(9) Aśva Sanchalana asana(아스와 산찰라나 아사나, 승마 자세)

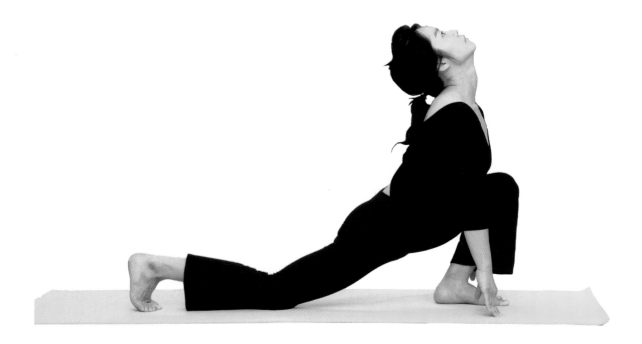

(10) 손바닥이 바닥에 닿는 자세(Padahastāsana, 빠다하스따 아사나)

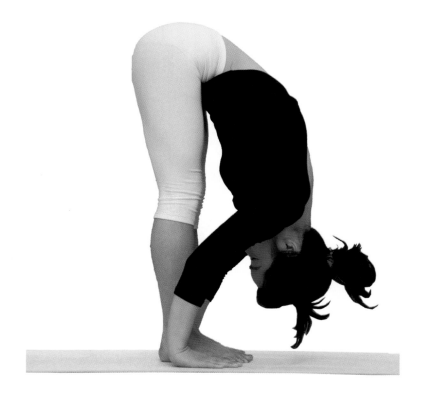

(11) 손 올리는 자세(Hasta Utthanāsana, 하스따 우뜨따나 아사나)

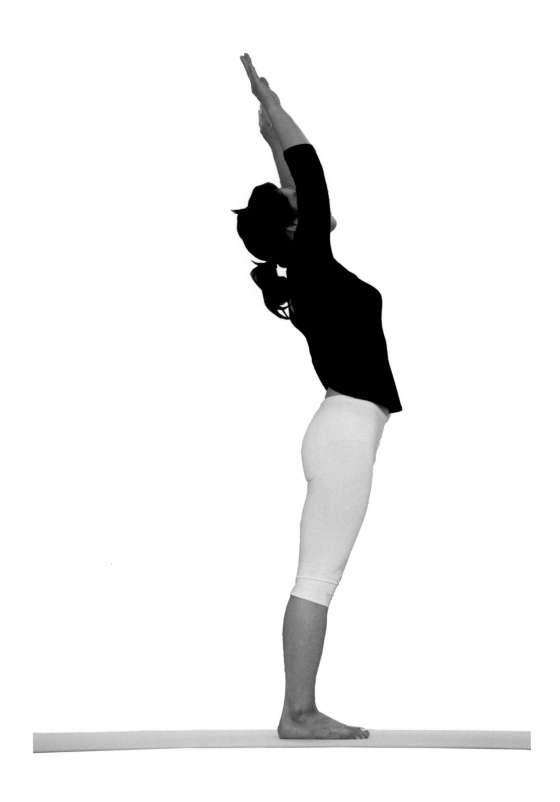

(12) 기도 또는 합장자세(Praṇama asana, 쁘라나마 아사나)

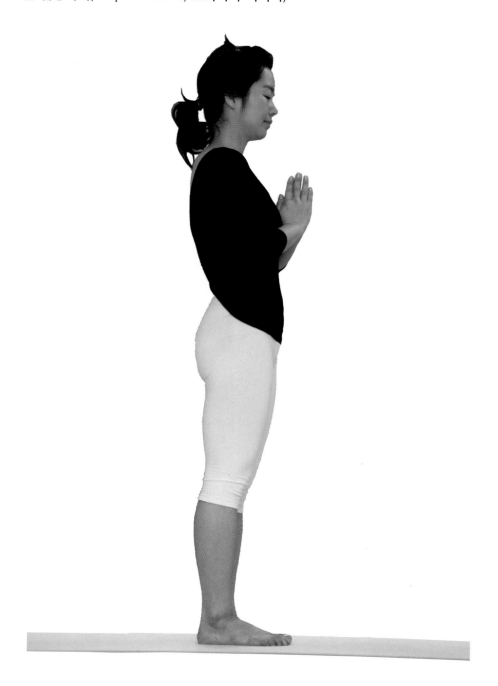

★ 태양 경배자세 수련을 삼가해야 할 사람들

고혈압, 관상 동맥 질환 또는 심장이 약한 사람, 탈장환자, 장결핵 또는 과도한 자극이나 손상으로 뇌졸중을 겪고 있는 사람은 삼간다. 특히 열병, 급성 염증, 부스럼 또는 발진이 생기면 몸의 과도한 독소를 생성시키므로 즉시 수련을 멈춘다. 월경기간에는 삼가하며 임신 12주까지는 주의해서 수련하되, 출산 후는 40일이 지나고 나서 수련하는 것이 좋다.

③ 달 경배 자세(Chandra namaskara, 찬드라 나마스까라)

찬드라(Chandra)는 달을 의미하는데 달빛은 태양의 빛을 반사하는 달처럼 이 수련은 수르야 나마스까라(Sūrya Namaskara)의 반영이라 할 수 있다. 수련시간은 달을 볼 수 있는 밤이나 보름달일 경우에는 새벽에 수련하는 것이 가장 좋다. 달의 모양이 바뀔 때 전해지는 다양한 경험을 알아차린다. 특히 공복시간에 수련하는 것이 좋다.

1) 숨을 자연스럽게 쉬면서 차렷 자세로 두 다리를 붙이고 선다.
2) 합장(Namaskara Mudra)을 하되, 손은 가슴 중앙에 붙인다.
3) 눈은 자연스럽게 정면을 응시하되 몸 전체를 이완시키면서 집중한다.
4) 오른쪽 다리를 가능한 뒤로 내밀면서 동시에 왼쪽 무릎을 구부린다.(이때 오른쪽 무릎이 바닥에 닿거나 또는 닿지 않아도 무방하다)
5) 손끝 또는 손바닥은 왼쪽 발 옆에 둔다.(이 자세에서 몸무게는 두 손, 왼쪽다리, 오른쪽 무릎 그리고 오른쪽 발에 의해 지탱된다)
6) 머리는 뒤쪽으로 기울이며 등은 활모양이 되게 한다.
7) 몸의 균형을 잘 잡은 상태에서 숨을 천천히 들이 쉬면서 두 팔을 반듯하게 올려서 두 손바닥을 서로 합친다.
8) 손끝에서 발뒤꿈치까지의 곡선을 부드럽고 자연스럽게 만들되, 고개는 될 수 있으면 뒤로 많이 젖힌다.
9) 숨을 천천히 내쉬면서 팔을 내려 승마자세를 취한다.

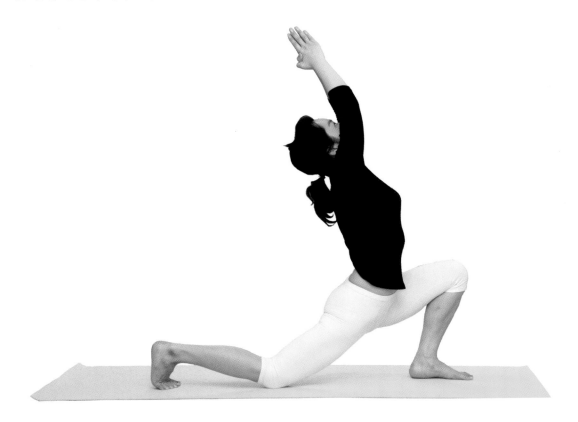

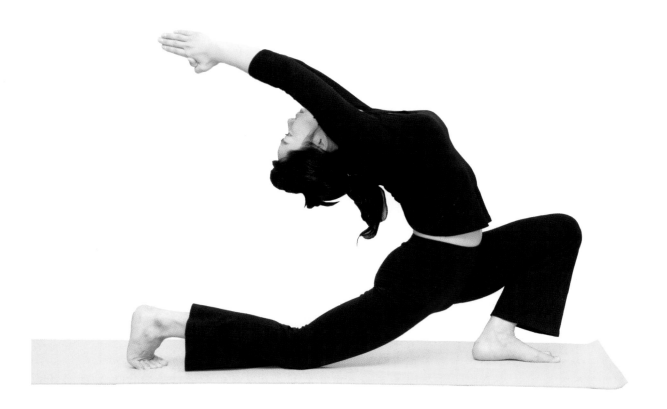

호흡>>
손을 들어 올려 등과 머리를 뒤로 젖힐 때 숨을 들이쉬고
팔을 내릴 때 숨을 내쉰다.

주의>>
허리, 목 디스크 또는 고혈압 환자들은 피한다.

효과>>
균형과 집중력을 발달시키며 몸통 앞부분을 통해서 좋은
스트레칭을 시켜준다.

10

명상에 유익한 자세

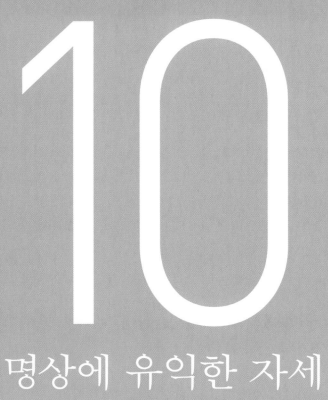

10 명상에 유익한 자세

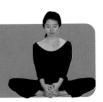

　명상자세들은 오랫동안 앉아서 명상 대상에 집중을 잘 할 수 있게 하기 위한 자세들이다. 오랫동안 명상 수련을 하다 보면 자신도 모르는 사이에 신체 근육의 조절을 상실하거나 소화기능의 저하로 인하여 무기력해진다. 이러한 자세들을 꾸준히 수련하면 다리와 고관절이 유연해지면서 편안하고 안정된 자세로 앉아서 명상을 잘 할 수 있을 뿐만 아니라 몸의 균형이나 그릇된 자세에서 오는 질병도 미연에 방지할 수 있는 효과가 있다.

■1 편안한 자세, 안락좌(Sukha asana, 수카 아사나)

1) 오른쪽 다리를 구부려 왼발 대퇴부(넓적다리) 아래에 놓는다.
2) 왼쪽 다리는 구부려서 오른발 대퇴부 아래에 놓는다.
3) 두 손은 지혜 무드라(Jñāna) 또는 친(Chin) 무드라(Mudra)[1]를 한다.
4) 머리와 목, 등을 바르게 세우되 긴장감 없이 하며, 눈은 살며시 감는다.

호흡 >>
깊은 심호흡을 한다.

주의 >>
체중의 대부분을 엉덩이가 떠받혀서 등의 통증이 유발할 수 있다.

효과 >>
이 좌법은 서구사람들이 가장 좋아 하는 자세로 척추를 바르게 유지시키고, 신진대사를 원활하게 해 주는 동시에 마음을 안정시켜 준다. 무릎의 통증은 없앨 수 있으나, 오랜 시간 명상을 하는 데는 적당하지 않다.

---

1) 몸짓 또는 제스처

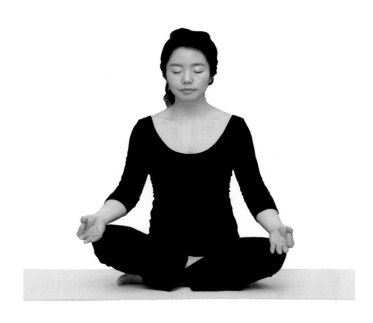

2 반가부좌, 반연화좌(Ardha Padma asana, 아르다 빠드마 아사나)

1) 왼쪽 다리를 구부려서 오른쪽 다리 밑에 놓는다.
2) 오른쪽 다리를 구부려서 왼쪽 다리 허벅지 위에 두되, 이때 오른쪽 발바닥이 위로 향하게 하되, 복숭아 뼈
   가 왼쪽다리의 복숭아 뼈에 맞닿게 한다.

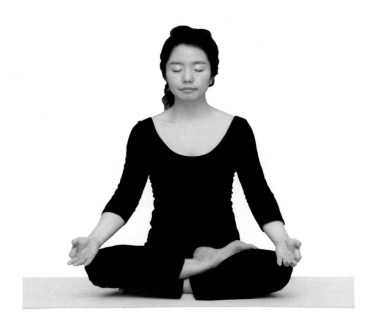

3 연화좌 또는 결과부좌(Padma asana, 빠드마 아사나)

1) 기본자세로 바르게 앉는다.

2) 오른쪽 무릎을 구부리면서 오른쪽 발목과 발을 잡고 왼쪽 허벅지의 가장 깊숙한 위치에 놓는다.

3) 이번엔 왼쪽 무릎을 구부리면서 왼쪽 발목과 발을 잡고 오른쪽 허벅지의 가장 깊숙한 위치에 놓는다.

4) 손은 무릎 위에 올려놓되, 엄지로 검지를 말아 쥔 걈나(Jñāna) 또는 친 무드라(Chin mudra)를 하되, 허리와 가슴을 펴고 똑바로 앉으며 눈은 반개한다.

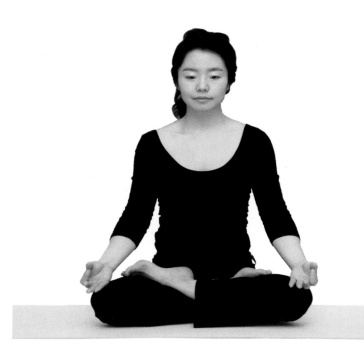

효과 >>

초보자가 무릎의 통증을 극복하면 가장 편안한 자세로 오랫동안 명상을 할 때 탁월할 뿐만 아니라, 여러 가지 질병들을 치유해 준다. 특히 호흡이 깊어지고, 근육 긴장이 줄어들며, 정상적인 혈압을 갖게 하며, 무릎, 엉덩이, 발목 관절을 강하고 유연하게 해준다. 붓다는 이 자세로 명상에 들어 깨달음을 성취하였다.

주의 >>

좌골 신경통, 무릎이 약하거나 다친 사람은 수련을 삼가한다.

4 성취좌(달인좌, Siddha asana, 싣다 아사나, 남성)

하타 요가에서는 이 자세를 최고로 중요시 하는데, 이 성취자를 성취하면 다른 체위를 할 필요가 없다고도 한다.

1) 이 자세는 연화좌보다도 무릎을 넓게 벌리는데 왼발 뒤꿈치를 회음부[2]에 대고, 오른발을 (왼발) 종아리와 넓적다리 사이에 끼워 넣어서 오른발 뒤꿈치가 왼발 뒤꿈치와 일직선이 되게 앉는다.

2) 두 팔을 펴고 손은 무릎위에 놓되, 엄지와 인지를 가볍게 붙인다.

3) 허리를 곧게 펴고 턱을 당기며, 눈은 코끝을 바라보고 혀는 목구멍 깊숙이 밀어 넣는다.

---

2) 성기와 항문 사이

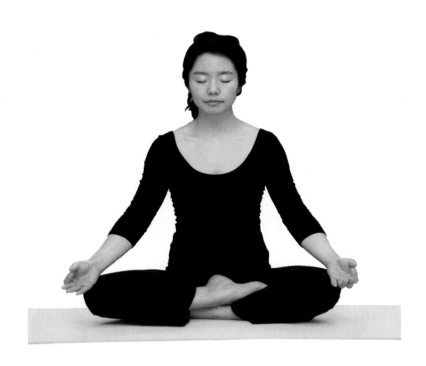

5 성취좌(숙련좌, Siddha yoni asana, 싣다 요니 아사나, 여성)

앉는 법은 남성을 위한 자세와 같으며 다만 발의 위치만 반대로 하면 된다.

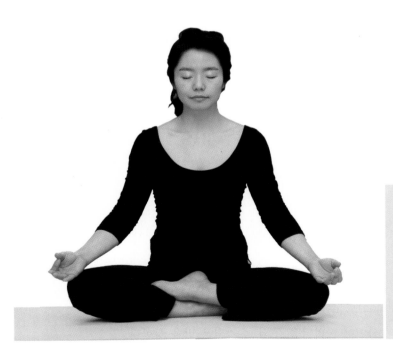

주의 >>
왼발 뒤꿈치와 오른발 뒤꿈치가 일치되게 앉아야 한다. 무리하게 이 아사나를 수련하면 인대, 근육, 연골이 상하기 쉽다.

효과 >>
정신 집중이 잘 되어 몸과 마음이 평안해지며 지혜로워진다.

6 길상좌(행운좌, Svastika asana, 스와스띠까 아사나)

1) 요가의 기본자세로 바르게 앉는다.
2) 왼쪽 무릎을 굽혀서 왼쪽 발바닥을 오른쪽 넓적다리 안에 놓는다. 이때 발뒤꿈치가 회음부에 닿지 않게 한다.
3) 오른쪽 무릎을 굽혀서 오른발을 왼쪽 넓적다리와 종아리 사이에 놓는다.
4) 왼발의 발가락들을 오른쪽 종아리와 넓적다리 사이로 잡아 당겨 올린다.
5) 두 무릎은 반드시 바닥에 닿아야 한다.
6) 척추와 목은 반듯하게 세우고 손은 지혜 또는 의식 무드라를 취한다.
7) 두 눈을 반개하고 온몸의 긴장을 푼다.

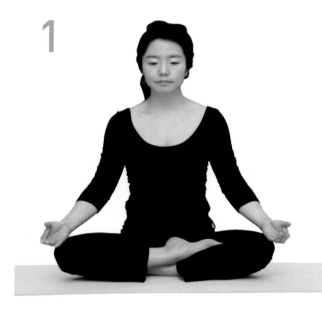 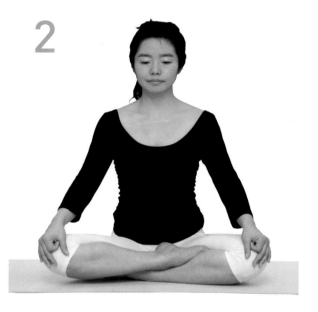

효과 >>
하지 정맥류, 다리의 체액 정체, 다리의 피로와 근육통이
있는 사람에게 좋은 자세다.

주의 >>
천골(엉치뼈)질환이나 좌골 신경통이 있는 사람은 수련하
지 말아야 한다.

7 사자좌(Siṃha asana, 싱하 아사나)

1) 무릎을 약 45cm 벌리고 번개자세(Vajrasana)로 앉되 두 발의 발가락들이 서로 닿게 한다.
2) 몸은 앞을 향하여 기울이면서 두 무릎의 사이에 손바닥을 두되, 손가락은 밖을 향한다.

4) 등은 활처럼 굽히고 머리는 조금 뒤로 젖힌다.(이때 목이 편안하다)

5) 눈을 뜨고 눈썹 중앙을 응시하되, 미간 응시 무드라(삼바비 무드라)[3]를 한다.

6) 온몸의 긴장을 풀되, 입은 다문다.

7) 코로 숨은 천천히 그리고 깊게 들이 쉰다.

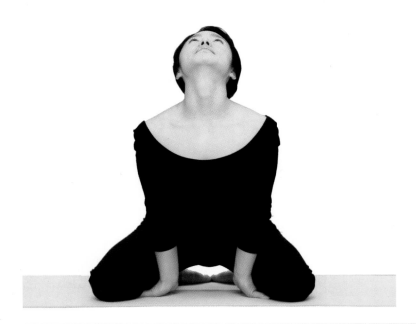

효과>>
척추가 펴지고 몸이 완전히 고정된다. 탁한 기운을 없애는 데 도움이 되며, 척추 아래쪽을 탄력있게 해 준다.

주의>>
숨을 코로 깊게 그리고 천천히 들이 쉬고 내쉰다.

8 영웅 명상 자세(Dhyana Vira asana, 드야나 비라 아사나)

1) 바닥에 앉아 왼쪽 다리를 안으로 접는다.

2) 오른쪽 다리는 왼쪽 다리 위로 접어서 왼쪽 무릎 위에 오게 한다.

3) 오른 무릎위에 두 손을 포개 놓는다.

4) 머리, 목, 등은 바르게 세운다.

5) 눈을 감고 전신을 이완하면서 호흡을 자각한다.

---

3) Shambhavi mudra

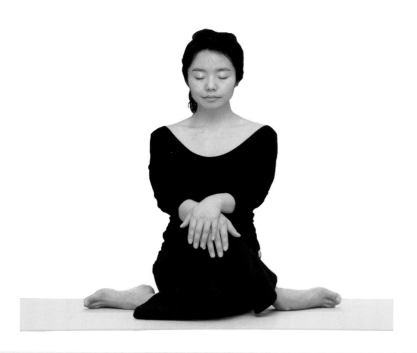

다리나 엉덩이의 많은 부분이 바닥에 닿아 장시간 지탱하는데 쉽고 편안하기 때문에 다른 명상자세를 대신하는데 좋은 자세이다. 이 자세는 다리와 고관절이 다른 자세와는 달리 무릎이 가운데로 모아지는 것이 특징이다. 또한 대퇴부의 안쪽 근육보다는 바깥쪽 근육을 펴주기 때문에 골반 구조에 영향을 많이 준다.

9 소머리 자세(Gomukha asana, 고무카 아사나)

1) 영웅 명상자세로 앉아 자연스럽게 숨을 쉰다.
2) 오른팔을 머리 위로 올려서 굽힌다.(오른손이 어깨 뼈 사이에 오도록 한다).
3) 왼팔을 등 뒤로 돌려 오른손을 잡는다. (이때 오른손 팔꿈치는 천장을 향하고 왼손 팔꿈치는 바닥을 향하도록 하되 몸을 앞으로 숙이지 않도록 하며 시선은 1m 앞을 응시한다.

의식 >>
호흡

효과 >>
피로, 흥분, 분노 등을 완화 시켜 줄 뿐만 아니라 이완을 촉진시키는 좋은 자세이다. 또 신장을 자극하고 진척된 당뇨병을 완화시킨다. 요통, 좌골신경통, 류머티즘, 어깨와 목의 경직을 덜어주며 가슴부위를 열어서 자세를 개선해 준다. 또 다리의 경련뿐만 아니라 다리근육을 유연하게 해 준다.

주의 >>
초보자가 무리하게 이 자세를 수련하면 허벅지 인대가 늘어날 수가 있으므로 천천히 익힌다.

1

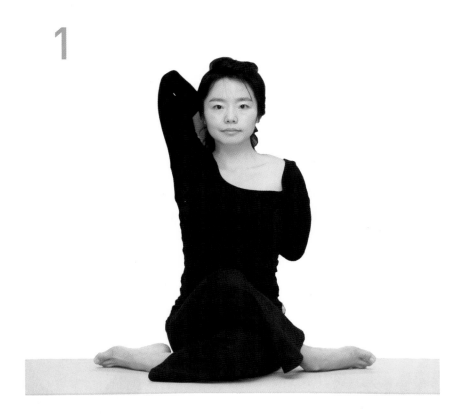

2

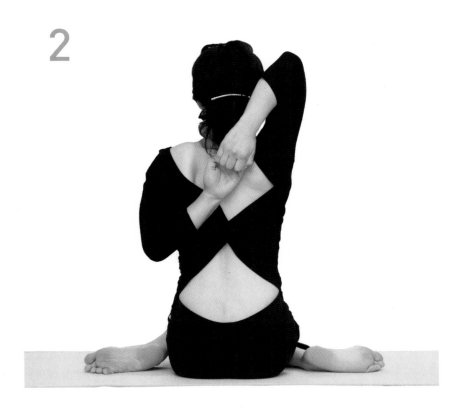

10 번개 자세(Vajra asana, 바즈라 아사나)[4]

1) 바닥에 무릎을 꿇고 앉는다.

2) 두 엄지발가락은 서로 붙이되, 발뒤꿈치는 벌려야 한다.

3) 손바닥을 아래로 하여 무릎위에 손을 놓는다.

4) 척추와 머리는 자연스럽게 곧게 편다.

5) 눈을 살며시 감은 채 팔과 전신을 이완한다.

8) 숨은 자연스럽게 쉬되, 콧구멍으로 공기가 들어오고 나가는 것에 집중한다.

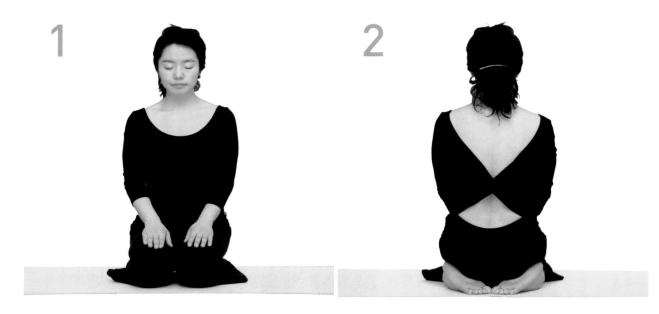

의식 >>
호흡

효과 >>
혈액을 바꾸고 골반부위의 신경을 자극하며 골반의 근육을 강화시킨다. 탈장을 예방하며 치질을 경감시키는데도 좋다. 소화기능을 강화시키며 위장병을 완화시킨다. 생식기의 흐름을 줄여주고 그들을 영양원으로 하는 신경섬유를 마사지 해 줄 뿐만 아니라 남성의 고환부종과 음낭수종[5]을 치료하는데 효과적이다. 이 명상법은 명상자세로 매우 중요한데 몸이 아무 노력 없이 바르게 펴주기 때문이다. 또 좌골신경과 천골[6] 질환을 겪고 있는 사람에게는 최고의 명상자세이다.

---

4) Gheraṇḍasṁhitā II, 3-12.

5) 음낭 안의 고환초막에 액체가 고이는 질환을 뜻한다. 초막은 고환 전체를 둘러싸고 있기 때문에 초막 안에 액체가 고이면 음낭에서 주머니 모양의 혹(낭성종물)이 만져진다. 초막이 고환 상부의 정삭까지 확장되면 서혜부나 음낭 상부에서 낭성종물이 만져진다.

6) 薦骨(sacrum): 골반을 구성하는 뼈. 5개의 천추(薦椎)가 융합해서 이루어진 것으로 척주를 구성하는 척추 중에서 가장 크다. 남성의 천골은 비교적 길고 폭이 좁으나, 만곡이 심하다. 여성은 비교적 짧고 폭이 넓으며, 만곡이 작은 것이 특징이다

11 호흡 균형 자세(Padadhira asana, 빠다디라 아사나)

호흡을 위한 준비수련으로 콧구멍 안쪽 또는 양쪽이 막혔을 때 특히 효과적이다.

1) 번개자세로 두 무릎을 꿇고 앉아 깊게 천천히 그리고 자연스럽게 숨을 쉰다.

2) 두 팔을 팔짱껴서 손을 겨드랑 밑에 넣되, 엄지손가락은 밖에서 위쪽을 향하게 하되, 양쪽 겨드랑이를 엄지와 집게손가락으로 약간 누른다.

3) 두 눈을 살며시 감고 호흡을 지켜본다.

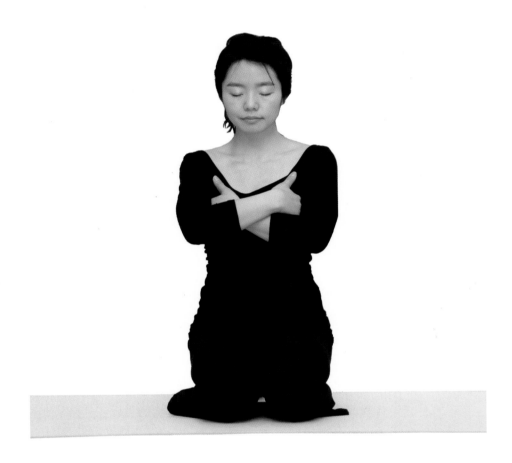

의식 >>
호흡의 흐름

효과 >>
양쪽 겨드랑이에 압박을 주면 교감신경과 부교감신경계의 활성화에 영향을 주며 양쪽 콧구멍의 열림은 자율신경계의 균형을 가져다준다.

11

호흡법과 무드라

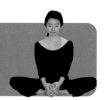

11 호흡법과 무드라

1 호흡의 의미

숨을 쉬는 것은 생명활동 중에서 가장 기본이 된다. 단세포로 된 아메바에서부터 고등동물인 인간에 이르기까지 모든 생명체는 숨을 쉰다. 요가에서는 몸과 마음이 조화를 이루지 못할(부조화, 질병) 경우에는 호흡으로 쁘라나(Prana)를 조절하여 (쁘라나가) 규칙적으로 흐르게 하여 균형을 잡을 수 있도록 한다.

장수(長壽)의 첫 번째 요건은 바로 깊고 안정적인 호흡을 하는 것이다. 산소공급이 중단되면 뇌의 활동은 곧바로 중지된다. 만일 30초 이상 산소가 공급되지 않으면 머리가 멍해지면서 뇌세포가 서서히 파괴되기 시작하고 약 3분 정도 지속되면 재생 불능세포가 생기게 된다. 그러므로 불규칙적인 호흡은 육체의 균형을 깨뜨리며 긴장과 스트레스를 가중시켜 체내에 많은 독소를 유발시키는 근본원인이 되므로 호흡 수련이 중요하다.

흔히 '호흡은 우리 삶의 전부이다' 라고 말하는데 즉 우리는 물이나 음식은 없어도 몇 칠 동안도 살 수 있지만 숨은 쉬지 않고는 단 몇 분도 살수가 없다. 즉 호흡을 통하여 혈액에 함유되어 있는 산소를 우리 인체의 뇌와 전신에 공급 해 줌과 동시에 우주에 가득 차 있는 생명 에너지(쁘라나, 氣)를 통제해 주는 역할을 한다.

호흡의 생리학적 정의는 산소를 들이 마시고 이산화탄소는 내쉬며 영양소를 산화하여 에너지를 얻는 작용이다. 하타요가 쁘라디피카(Haṭha-yaga-pradīpikā)는 호흡이 고르지 못하면, 마음이 안정되지 않고 호흡이 안정되면 마음도 안정된다.고 한다. 그러므로 호흡이 우리의 일상생활에 굉장히 중요하다는 것을 알 수 있다.

호흡(調息, Prāṇāyāma)은 들숨과 날숨에서 움직임의 기술로 호흡의 리듬을 의미하는데 호흡 기능은 신체의 모든 기능에 필요하다. 즉 마음의 상태, 즉 흥분해 있거나 화가 나 있는 경우에는 호흡은 산란하고 거칠어지며 어떤 일에 집중 해 있을 경우에는 마음이 평화스럽고 조용해진다. 또 수면 중에서는 호흡은 깨어 있을 때보다도 느리다는 것 등의 단순한 관찰 이상의 훨씬 깊은 의미를 요가에서는 내포한다.

찬도갸 우빠니샤드[1]에 의하면

---

1) 인도 고대 철학서로 초기 우빠니샤드에 속한다. 이 우빠니샤드는 베다의 핵심이 되는 찬양의 상징적인 용어들을 형이상학적 입장에서 구사한다. 모두 8장으로 구성되어 있으며 각 장은 10개 이상의 편(khāṇḍa, 시 등을 세는 단위)으로 구성되어 있다. 분량은 브리하드 아란야까 우빠니샤드 다음으로 길다.

숨은 참으로 희망보다 위대하다. 수레바퀴의 살들이 바퀴 중심에 고정되어 있듯이 모든 것은 이 숨에 묶여 있다. 생명은 숨에 의해 움직인다. 숨은 생명을 준다. 숨은 살아 있는 생명체에게 목숨을 준다. 숨은 아버지요, 숨은 어머니요, 숨은 형제요, 숨은 자매요, 숨은 스승이요, 숨은 사제(司祭)다.

요가의 호흡단련을 통하여 요가 수행자들은 수면 중의 의식 상태를 투시(透視)한다. 인도의 요가 수행자들은 우리의 의식(意識, 自我, Consciousness)을 4종류로 나누는데 다음과 같다.

① 평상시의 의식(각성, 覺醒位)
② 수면 중에서 꿈을 꾸는 의식(몽면위, 夢眠位)
③ 꿈이 없는 깊은 의식 (숙면위, 熟眠位)
④ 뚜리야(Turiya, 絶對位: 주(主). 객(客)의 대립이 초월) 상태

이와 같이 호흡법에 의해서 들숨과 날숨을 점차적으로 연장함에 의해서 요가 수행자는 네 가지 의식을 모두 간과할 수 있다. 호흡에는 보통 들숨(吸息, Pūraka; 뿌라까), 날숨 (呼息, Recaka; 레짜카) 그리고 숨 정지 (Kumbhaka, 꿈바까)로 보통 사람들의 호흡은 일반적으로 리드미컬하지 못하다. 즉 외부적 환경이나 심적 긴장도에 따라 다양하다. 이러한 호흡의 불규칙성은 불안정 및 주위 산만과 더불어 해로운 심적 유동성을 산출하며 또한 여러 가지 질병의 요인이 되기도 한다. 게다가 호흡은 단순히 산소나 이산화탄소의 교환 작용만이 아니라 각각의 생명체가 우주의 생명력을 받아들이는 작용을 한다.

1931년에 노벨 생리의학상을 수상한 독일 과학자, 바르부르크는 산소 결핍이 암을 유발시킨다고 한다. 이는 적혈구(헤모글로빈)의 질이 나빠지거나 양이 감소되면 체내 조직에 충분한 산소가 전달되지 않아서 암 세포가 발생하기 쉽다는 것이다. 폐와 심장은 몸에 산소를 공급해 주는 가장 주요한 기관이다. 폐에는 좌우 약 6억개의 폐포(허파꽈리, 포두송이 모양의 작은 주머니)가 있는데 이 폐포가 산소를 받아들여 혈관에 공급한다. 또 심장은 펌프작용을 해서 산소를 온몸으로 보낸다. 따라서 인체에 산소 흡입량이 줄어들면 이 에너지원이 감소되어 심폐기능이 나빠진다.

2 호흡 수련시 주의 사항

1) 몸과 마음이 상쾌하고 가뿐한 아침이 가장 좋으며, 이 시간이 불가능하면 해진 저녁시간도 무난하다. 특히 식사 후나 위가 포화 상태인 경우에는 삼가하는 것이 좋다. 왜냐하면 심장이나 위장에 큰 부담을 주면서 오히려 역효과가 있다. 항상 규칙적으로 수련하되, 호흡 수련을 먼저 한 다음에 아사나 수련을 하면 더욱 효과적이다.
2) 호흡 수련시 뿐만 아니라 평상시에도 항상 코를 이용해서 호흡하는 습관을 들여야 한다.

3) 명상자세인 바른 자세로 앉아서(허리를 반듯하게 편 상태) 수련한다.

3 호흡의 종류

1) 복식 호흡(횡경막 호흡)의 첫걸음 (옴 [OM 또는 AUM]) 1

옴은 절대적인 의식을 상징하는 숭고한 소리로 모든 만뜨라(眞言) 중에서도 가장 위대한 만뜨라이다. 옴에는 모든 만뜨라가 다 포함되어 있으며, 모든 만뜨라는 옴으로 시작한다.

① 사진과 같이 편안한 자세로 앉되, 온몸의 긴장을 풀어준다.

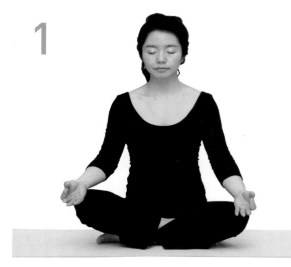

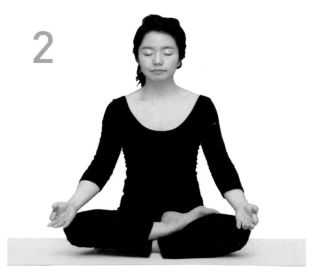

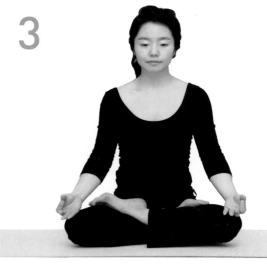

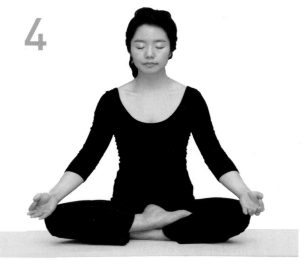

② 숨을 깊게 들이 쉰다

③ 옴을 암송하면서 천천히 숨을 내쉰다.

이때 숨을 내쉬는 속도를 천천히 하되, 본인이 암송하는 소리가 끊어지지 않고 계속적으로 들리도록 노력한다. 이 호흡을 수련하면 폐활량이 자연히 커져서 호흡이 깊어지면서 아사나 수련시에 호흡 조절이 잘 됨과 동시에 특히 명상할 때 어떤 대상에 쉽게 집중할 수 있다. 일종의 듣기 명상이다.

2) 벌소리 호흡법 (Bhramari Prāṇayāma, 브라마리 쁘라나야마)

① 편안한 자세로 앉되, 온몸의 긴장을 풀어준다.

② 두 귀를 양쪽 집게손가락으로 살짝 막고 숨을 한번 크게 들이 쉰다.

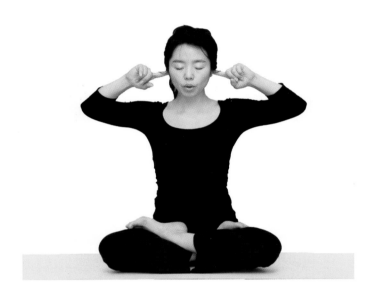

③ 옴을 암송하면서 천천히 숨을 내쉰다.

이때 내쉬는 속도를 천천히 하되, 본인이 암송하는 소리가 끊어지지 않고 계속적으로 들리도록 노력한다. 듣기명상으로 이보다 더 좋은 명상은 없다.

주의 >>
누워서 수련하는 것을 좋지 않으며, 귀가 아픈 사람은 삼가하며 심장병 환자는 무리하지 말아야 한다.

효과 >>
이 호흡은 스트레스나 긴장 등을 완화시켜 줄 뿐만 아니라 분노나 욕망 또는 불면증 해소에도 매우 좋다. 게다가 혈압을 낮추어 준다. 수술 후의 환자가 무리하지 않게 수련하면 세포조직을 치유하는 속도를 높여준다. 또 이 수련은 목소리를 개선시켜 줄 뿐만 아니라 목병을 제거시켜 준다.

3) 교호 호흡(Nāḍiśodhana Prāṇayāma, 나디소다나 쁘라나야마)

호흡기(기관지 등)를 정화시키고 몸에 활력을 불어넣어 마음을 깨끗하게 해 주며 집중력을 향상시키거나 머리를 맑게 정화시켜 주는 호흡법이다.

① 편안한 자세로 앉되, 온 몸의 긴장을 풀어준다.
② 오른손 엄지와 약지 손가락을 이용하되, 약지로 왼쪽 코를 막고 오른쪽 콧구멍으로 숨을 천천히 들이 쉰다.
③ 충분히 다 들이 쉰 다음에 엄지손가락으로 코를 막는 동시에 약지로 왼쪽 콧구멍을 열어 주면서 천천히 내쉰다.
④ 다 내쉰 다음에는 내쉰 왼쪽 콧구멍으로 다시 천천히 숨을 들이 쉰다.

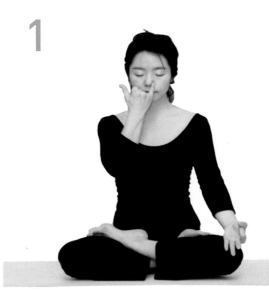
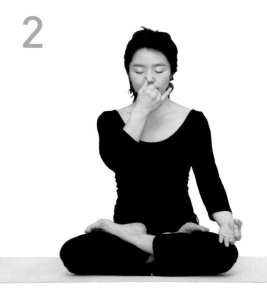

주의 >>
심장병, 고혈압, 빈혈증, 간질, 불치병(뇌의 이상으로), 탈장 또는 위궤양 환자는 삼가 해야 한다.

효과 >>
마음에서 일어나는 감각의 혼란과 불면증 등을 제거시키며 명상을 잘 할 수 있게 해 준다. 이 호흡법은 많은 양의 산소와 이산화탄소의 교환 작용을 일으키고, 폐에 쌓여 있던 노폐물을 제거해 주며 기관지의 섬모운동을 활발하게 하도록 도와주다. 게다가 폐활량을 증가시키고, 내장 운동이나 혈액순환을 활발하게 한다. 특히 머리를 맑게 해 주며, 산란한 마음이나 탐욕심, 분노 등을 잠재우며, 번뇌 망상이 일어날 때 이 호흡법을 하면 잡념이 일시에 사라진다. 신경조직이나 소화기관도 강화시켜 준다.

4) 풀무호흡 (Bhastrika Pranayama, 바스뜨리까 쁘라나야마)
① 편안한 자세로 앉되, 온 몸의 긴장을 풀어준다.
② 숨을 깊게 들여 쉰 다음에 오른손 엄지와 약지 손가락을 이용해서 양 콧구멍을 조절하면서 계속해서 내쉰다. (손모양은 교호 호흡과 같다)

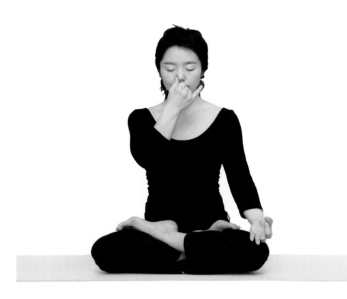

주의 >>
심장병, 고혈압, 빈혈증, 간질, 불치병(뇌의 이상으로), 탈장 또는 위궤양 환자는 삼가해야 한다. 폐질환 환자(천식, 고질적인 기관지염, 결핵) 등은 무리하지 말고 체력에 맞게 수련해야 한다.

효과 >>
하타 요가에서 이 호흡법보다 더 강렬하게 기를 돌리는 것은 없다. 즉 기가 빠르게 돌면 모든 질병은 사라진다고 한다.

5) 냉각호흡 1(Śitali Pranayama, 쉬딸리 쁘라나야마)

① 명상자세로 편안히 앉아서 온 몸을 이완시킨다.

② 혀를 둥글게 만 다음 소리를 내면서 천천히 숨을 들이 쉰다.

③ 입을 다물고 천천히 코로 숨을 내쉰다.

④ 계속해서 5-10회 반복한다.

주의 >>
저혈압, 천식 환자, 기관지염, 과도한 점액이 생기는 사람. 특히 이 호흡법은 겨울이나 기온이 낮은 곳에서는 수련하지 않는 것이 좋다.

효과 >>
이 호흡법은 몸과 마음을 시원하게 해 준다. 게다가 배고픔이나 목마름을 조절 해 주며, 만족하는 느낌이 들게 한다. 또 혈압과 위산도 줄여준다.

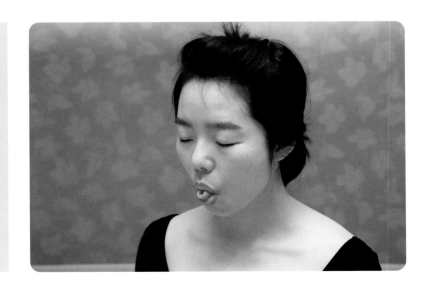

6) 냉각호흡 2(Sitkari Pranayama, 시뜨까리 쁘라나야마: 쉿 소리를 내는)

① 명상자세로 편안히 앉아서 온 몸을 이완시킨다.

② 입을 벌린 다음 치아를 맞닿게 붙이고 치아 사이로 천천히 숨을 들이 쉰다.

③ 입을 다물고 천천히 코로 숨을 내신다.

④ 계속해서 반복한다.

효과 >>
치아와 잇몸을 튼튼하게 해 준다.

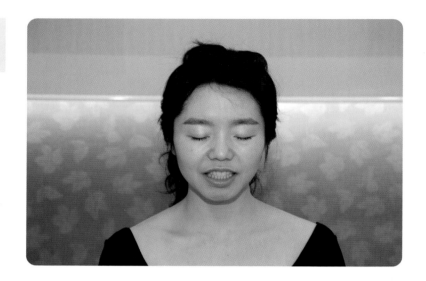

4 무드라(Mudra, 제스처)

무드라(Mudra)의 어원은 제스처(gesture), 자세 또는 몸짓이나 태도를 의미한다. 명상 수련에서 보통 취하는 무드라는 손에 의해 방출되는 쁘라나(prana)[2]를 차단시켜 주며 마음을 내면으로 향하게 한다. 무드라는 대개 5가지로 분류(손, 머리, 자세, 반다, 아다라) 되는데 손에 대한 무드라만 나열하고자 한다. 특히 요가에서는 주로 지혜 무드라나 의식 무드라를 취한다.

1) 지혜 무드라(Jñāna Mudra, 갸나 무드라)

직관적인 지혜 무드라를 의미하는데 명상자세에서 집게손가락만을 구부려서 엄지손가락 안쪽에 말아 넣는다.

나머지 손가락들은 편 체로 무릎위에 두되, 손바닥이 밑으로 가게 한다.

손과 팔을 이완시킨다.

---

2) 氣, 생명에너지, 근원적 에너지라고도 한다.

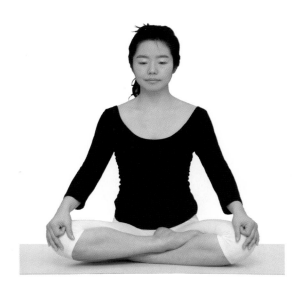
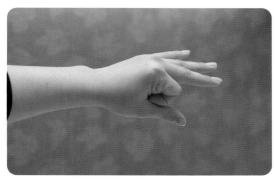

2) 의식 무드라(Chin Mudra, 친 무드라)

이 무드라는 의식을 뜻하는 찌뜨(Chit) 또는 찌따(Chitta)에서 유래되었다. 엄지는 높은 의식(至高), 검지는 개별적인 의식 그리고 소지(새끼손가락), 약지, 중지는 구나(본성)를 의미한다. 손 모양은 지혜 무드라와 같지만 손바닥이 위로 향하게 하는 것에 주의한다.

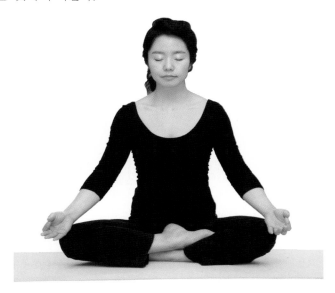

3) 자궁 혹은 근원 무드라(Yoni Mudra, 요니 무드라: 창조를 의미)[3]

엄지와 집게손가락들이 서로 맞닿게 하되, 엄지손가락들은 본인을 향하게 하며 집게손가락들은 바깥쪽을 하게 하며 다른 나머지 손가락들은 맞물리게 한다. 손가락을 깍지 끼는 것은 양손으로 에너지가 자유롭게 교차하기 때문이며 몸에서 에너지와 뇌의 우반구, 좌반구의 활동을 조화롭게 하는데 도움이 된다. 검지와 엄지 끝이

---

3) 창조의 근원 또는 본래부터 있는 근원에너지를 구하고자 할 때 취한다.

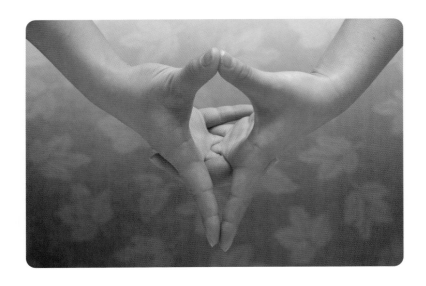

닿게 하는 이유는 쁘라나의 흐름을 더욱 강하게 해 주기 때문이다.

이 무드라는 몸과 마음을 더욱 안정시키고 집중력, 자각, 내부의 육체 이완을 더욱 발달시킨다.

4) 사나운 무드라(Bhairava Mudra, 바이라바 무드라)[4]

왼손바닥 위에 오른 손바닥을 올려서 위를 향하게 한 다음 포갠 다리 위에 놓는다. (불교에서와 같이 손을 배꼽[단전] 밑에 두면 편안함을 느낄 수 있다.)

양손은 이다와 핑갈라 나디를 의미하며 개인 인식과 지고 의식을 상징한다. 이 무드라는 호흡과 명상 수련시 사용한다.

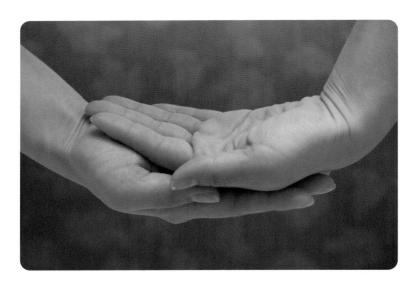

---

4) 이 무드라는 쉬바신의 무서운 모습을 의미한다. 두 손은 이다 나디와 삥갈라 나디를 뜻하며 개인의식과 지고(至高)의 의식의 합일을 상징한다. 이 무드라는 쁘라나 무드라에서 사용하는데 이는 호흡과 명상을 수련하는 동안 활용된다.

5) 심장 무드라(Hridaya Mudra, 흐리다야 무드라)[5]

지혜나 의식 무드라와 같이 먼저 집게손가락을 말은 다음 가운데와 약지손가락의 끝을 함께 모은다. 세끼 손가락은 반듯하게 편 채로 손바닥이 위를 향하도록 무릎위에 둔다.

쁘라나의 흐름을 손에서 심장부위로 전환된다. 이 무드라는 심장의 생명력을 증진시키며 억제된 감정, 마음의 부담을 덜어 주는데 도움이 된다.

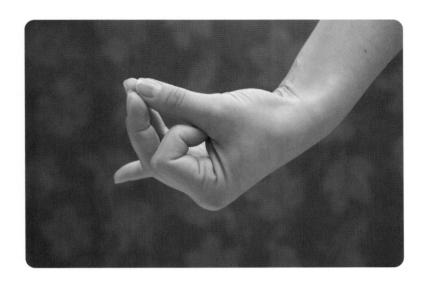

---

5) 이 무드라는 쁘라나의 흐름을 손에서 심장부위로 전환시켜서 심장의 생명력을 증진시킨다. 그러므로 이 무드라는 심장병 특히 허혈성 심질환 환자에게 유익하다. 즉 심장근육에 혈액 공급이 부족해져 생기는 질환인 협심증이나 심근경색증이 이에 속한다.

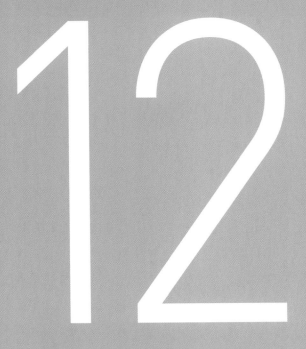

12

웰빙 명상

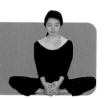

1 요가 명상이란?

　서구적인 개념에서의 명상(瞑想, meditation)의 의미는 '깊이 생각하다' '묵묵히 생각하다' 등이다. 요가 명상이란 정신을 한 곳에 집중시키는 것 또는 마음을 한 대상(對象)에 집중하여 주관과 객관이 하나가 되도록 수련하는 것을 의미한다. 고로 명상은 본질적으로 깨달음을 얻기 위한 육체적, 심리적 상태를 체계적으로 수련하는 것으로 성별과 종교, 나이를 초월해서 모든 사람이 수련할 수 있다. 이것의 목적은 수련자의 의식을 확장하고 그에게 자신의 마음을 올바로 직면하도록 해주기 때문에 최고의 정신훈련법이다.

　「요가경」에서 말하는 정신훈련법에는 4단계[1]가 있는데 정신집중이 낮은 단계로부터 점차로 높은 단계로 올라가도록 되어 있다.

　명상의 첫 단계인 제감(制感, Pratyahāra, 감각조절)은 감각기능인 육근이 외경(外境)에 집착되는 것을 억제하여 의식을 조절하는 것이다. 즉 우리의 마음이 육진 경계의 유혹을 받아들이지 않도록 하는 심리작용이다. 이는 감각기능과 마음의 움직임이 하나가 되는 상태로 부단한 인내력과 지구력이 필요하다.

　두번째 단계인 응념 또는 집지(凝念, 執持 Dhāraṇā; 정신 집중)는 마음을 한 대상에 머물게 하여 집중하는 것으로 초점은 지극히 단순하고 작은 범위로 한정시킨다.「요가경」에서 '집지란 생각을 한 대상에 고정시키는 것으로 마음의 산란함을 방지하기 위해서 하나의 대상에 (수련자의 생각을 집중시키는) 수련을 해야 한다'[2]고 한다. 집중 방법은 우선 구체적인 대상에서 점차로 추상적인 관념에 집중하는데 즉 의식의 세계에서 무의식의 세계로 몰입하려고 노력하는 것이다.

　세번째 단계인 정려(精慮, dhyāna; 의식의 균등한 흐름)는 주관과 객관이 분명히 구분되어 있던 응념(Dhāraṇā)과는 달리 의식과 대상은 하나가 된다. 즉 우리의 주체는 의식의 초점이 좁혀져 있을 때 무의식 속에 잠재하는데 이때 '나의 주체'는 무의식과 하나가 된 의식이다.

　네 번째 삼매(三昧, Samādhi) 단계에서는 명상의 대상인 주체와 객체가 없어지고 다만 순수한 근본 의식만이 남는다. 이 단계에서는 정신집중이나 의식의 흐름을 넘어서 대상을 초월한 의식세계를 의미한다.

　우주에 있는 삼라만상은 항상 명상(瞑想)의 형태로 존재한다.' 고 한다. 즉 물이 그릇의 모양에 따라서 모양이

---

1) 어떤 학자는 요가 8단계 중 응념부터를 명상의 단계라고 주장하기도 한다.
2) tat pratisedha artham eka tattva abhyāsaḥ/Ys, 1. 32.

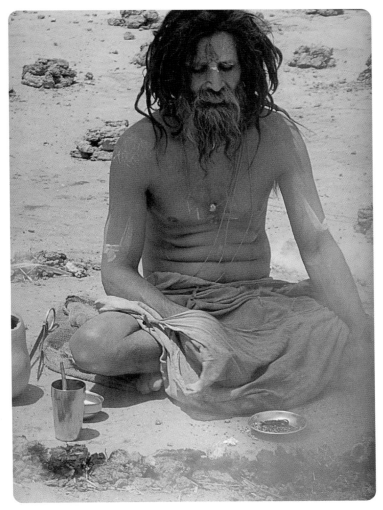

▲ 명상하는 요기

변하듯이 어떤 사물을 깊이 생각할 때 우리의 마음은 순수하고 맑아져서 그 사물의 형태로 변화된다. 즉 전기의 흐름이 방해받지 않을 때 전구의 필라멘트가 달구어져 밝아지는 것처럼 수행자의 마음도 역시 명상에 의해 밝아진다.

② 명상의 종류

　오늘날 대부분의 종교나 철학에서 사람들이 각자 나름대로 수련하고 있는 명상들은 그들이 추구하는 목표에 따라서 유형이 다르다. 명상에서는 크게 3가지로 구분하는데 내향적인 명상, 외향적인 명상 그리고 중도적인 명상으로 나눈다. 또 요가명상에서는 만뜨라 명상, 신상명상, 신의 찬가명상, 듣기명상, 촛불명상 등 다양한 명상법이 있는데 각기 명상하는 방법은 다르지만 그 대상에 집중해서 주체와 객체가 합일되게 한다.

(1) 만뜨라 명상 (Mantra meditation)

① Mantra의 뜻

만뜨라(Mantra)의 문자적 의미는 생각 또는 정신적 이념인 숙고한다는 'Manana'에서 유래하였다. 한문으로는 진언(眞言, 진실한 또는 참된 말)이라고 하는데 이는 중심적 사고와 이념을 가진 신비한 법칙이다. 만뜨라는 하나의 문자 내지 여러 문자들의 조합 또는 하나의 단어 내지 여러 단어들로 이루어졌다. 요가에서는 마음을 훈련시키기 위해 사용하는 효과적인 방법 중의 하나가 바로 명상인데 그중에 만뜨라(mantra)는 정신적인 에너지로 가득 찬 신성한 말을 의미한다.

② Mantra의 종류

원래 2가지 유형의 기본적인 명상법이 있는데 이는 사구나 만뜨라(Saguna mantra)와 니르구나 만뜨라 (Nirguna mantra)이다.

• Saguna mantra(특성이 있는, 즉 마음이 쉽게 머물 수 있는 구체적인 이미지나 시각적인 상징에 마음을 집중함; 명상의 대상과 명상자가 분리됨): 신을 생각하면서 Mantra를 암송(japa)하는 것을 말하는데, Mantra는 특정한 운율을 갖고 있으며, 성인들이 전수한 것으로서 소리 구조에 역동적인 신성한 힘이 담겨 있는 공통점을 갖

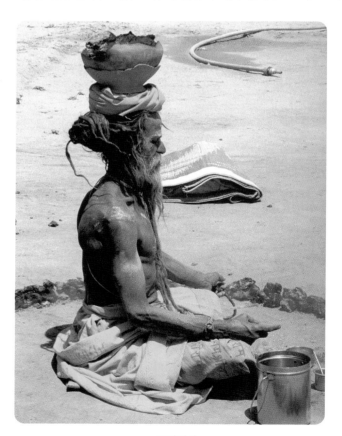

▲ 요기명상

고 있다. 이 만뜨라를 반복해서 암송하면 눈에 보이지 않는 것뿐 아니라, 만뜨라에서 나오는 신성함까지도 느낄 수 있도록 해 준다. 여기서 신성함이란 최상의 정수, 혹은 에너지, 또는 의식을 갖고 있는 존재로서 그 자체로서 완벽하며 각 신은 특정한 성향을 대표한다. 예를 들면 사하스와띠(Saraswati)는 지혜, 예술, 음악, 문학의 신으로서, 이 세상에 존재하는 에너지(Śakti)를 의미하며, 지혜와 예술적 기질로 나타난다. 고로 이 기질을 가진 사람은 그 에너지에 끌리게 되고 명상 수행을 할 때 사라스와띠의 만뜨라를 주로 암송한다. 서로 다른 기질들이 각 특성을 대표하는 신에게 끌리도록 하는데, 어떤 만뜨라를 독송 하든지 최상의 정수에 도달할 수 있다.

• Nirguna mantra (특성이 없는 즉 추상적인 상념, 예를 들면 '절대' 와 같은 것에 마음을 집중함. 명상자가 대상 그 자체를 하나로 인식): 각 특성에 맞는 신성한 존재를 제시하지 않으며, 최상의 의식 상태라고 하는 추상적인 본질을 따르는 사람들에게

알맞은 만뜨라이다. 즉 모든 존재의 저변에 깔려 있는 명확하게 드러나지 않는 순수한 의식을 동일시하기 위해서 이 만뜨라를 암송한다. 사구나 만뜨라와 마찬가지로 암송을 하는 동안 정신을 고양시킬 수 있는 것을 떠올리면 도움이 된다. **니르구나 만뜨라(Nirguna mantra)는 옴(Om)이나 소함(Soham)명상을 주로 한다. 두 Guna의 궁극적 목적은 같으며 Guna(특성)을 초월한다.**

② 만뜨라의 효과

만뜨라를 암송하면 본인의 의지가 강인해지고 정신적 수행을 하는 능력이 향상된다. 그리고 세속의 삶에서 초연해지면서 지혜를 얻을 수 있고 삼독(三毒: 貪, 嗔, 痴)의 요인(要因)으로부터 자유로워 질수 있다. 즉 잠깐 동안이라도 만뜨라를 암송하면서 정신을 집중한다면 부정적인 요인들을 물리치는데 많은 도움이 될 뿐더러 명상을 하는 사람의 의식에 최상의 정수를 부여하며, 의식을 일깨워 주고 최고의 기쁨을 누릴 수 있도록 해 준다. 이와 같이, 오늘날에도 소리의 힘으로 질병 치료 외에도 소리의 무한한 잠재력이 다양하게 잘 알려져 있지만 인도의 요기들은 이미 수천 년 전부터 소리가 어떤 힘을 가지고 있는지를 알고 있었으며 그들은 소리 자체와 소리의 미묘한 상태를 이용해 사람의 의식을 일깨워 주며 질병 치료 뿐만 아니라 장애물을 제거하며 소리의 파장을 느끼는 것을 그들은 최상의 경험으로 여겼다.

요가의 전통은 정신 수행의 핵심으로서 진언을 사용하는 많은 수행 방법 중의 하나이다. 고대 이집트인들이나 불교도, 유대교도 및 기독교도, 수피교인 회교도들도 이와 같은 진언을 사용하는 전통을 갖고 있다.

④ Mantra 독송하기

만뜨라를 암송하는 것을 자파(Japa)라 하는데 이 자파의 방법은 소리를 통한 심리적인 작용과 자연적인 원칙을 바탕으로 한다. 로자리오(또는 로사리오) 묵주를 돌리는 것이 서구인들에게 친숙하듯이, 힌두교도들이나 불교인들은 염주를 사용하면서 만뜨라를 암송한다. 염주는 신체 에너지를 집중할 수 있도록 해주며, 지속적으로 암송할 수 있도록 도와준다. 염주는 모두 같은 크기의 알 108개로 만들어졌으며, 다른 알보다도 조금 더 큰 것을 메루(Meru)라고 부른다.

만뜨라는 염주를 오른손으로 잡고 메루 알에서부터 한번 암송할 때마다 한 알씩을 차례로 돌리면서 하며, 힌두교도들은 엄지손가락과 중지를 이용해 염주 알을 돌리지만 (집게는 부정적인 기운을 갖고 있다고 사용하지 않음) 불교도들은 상관치 않고 집게손가락도 사용한다.

눈을 살며시 감고 만뜨라를 반복하되, 집중하려고 노력한다. 만뜨라를 암송할 때 실수하지 않고 정확하게 발음하도록 노력하되, 너무 빠르거나 느리지 않게 하며, 항상 그 의미를 염두 해 두고 한다. 호흡과 함께 만뜨라를 암송할 때 집중력이 떨어지거나 졸음이 오면 좀 더 빠른 속도로 암송하거나 다양한 방법으로 암송한다.

① 와이까리 자빠(Vaikhari Japa): 소리를 크게 내며 만뜨라를 반복 하면서 집중하는 방법
② 우빰수 자빠(Upamsu Japa): 속삭이거나 소리를 작게 내며 암송하는 방법
③ 마나시까 자빠(Manasika Japa): 마음속으로 반복하는 방법으로 가장 효과적이며, 상당한 집중력을 필요로 하는데 아무런 느낌 없이 기계적으로 반복 하더라도 마음을 정화하는 효과가 있으며, 지속적으로 만뜨라를

암송하다 보면, 만뜨라에 대한 느낌이 생긴다.

④ 니키따 자파(니키따 자파): 만뜨라를 노트 등에 쓰면서 집중력을 향상시킨다.

때로는 만뜨라가 단순한 소리 이상으로 아무 의미가 없는 것으로 느껴질 수도 있지만, 꾸준히 암송하다 보면 만뜨라가 저절로 본인의 의식에 영향을 미치는 큰 변화를 느낄 수 있다. 암송이 끝난 후 바로 일상생활을 시작하는 것보다는 몇 분 동안이라도 차분하게 앉아서 만뜨라로 인해 생긴 진동을 가라앉히는 것이 좋다. 즉 만뜨라 암송으로 생긴 기운이 흩어지지 않도록 주의해야 한다. 장소에 구애됨이 없이 언제, 어디서나 만뜨라를 암송할 수 있다.

(2) 신상명상

신의 이름이나 신상(神像)을 떠올리면서 사구나 만뜨라를 암송하는 방법인데 힌두교에서는 그 신을 의미하는 만뜨라를 암송한다.

① 위대한 가네쉬의 이름이나 형상을 떠올리면서 하는 명상인데, 가네쉬 신이 갖고 있는 우주의 에너지가 발현되면 우리의 모든 장애가 없어지고 성공적인 명상을 할 수 있도록 도와준다. 이 신은 모든 것의 시작을 상징하는데 어떤 일을 하기 전에 이 만뜨라를 암송하면 성공할 수 있다고 믿는다.

(Om Śrī mahāgaṇapataye namaḥ)

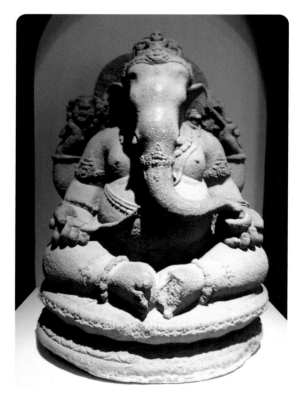

▲ 가네쉬

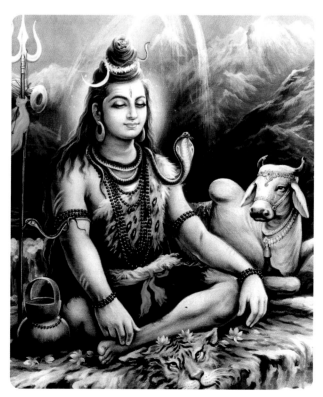

▲ 시바

② 시바(Śivā) 신은 모든 우주를 변화시키는 에너지를 갖고 있으며 금욕주의적인 성향을 갖고 있는 사람들과 모든 것이 끊임없이 변한다고 믿는 사람들이 숭배 하는데 이 신은 오래된 것이 새로운 것을 향해 나아가는 것을 상징함. 시바 신은 모든 한계를 무너뜨리는 존재이며 주변의 세상으로부터 그 어떤 영향도 받지 않고 깊은 명상에 빠져있는 존재로도 인식된다. 목에 감겨져 있는 뱀은 시바신 내에서 완전히 일깨워진 쿤달리니 에너지와 시바 신이 완전히 제어하고 있는 모든 것들을 상징한다. 시바 신은 매우 연민이 많아 모든 사람을 도와준다. **(Om namaḥ Śivāya)**

③ 비슈누(Vishnu) 신은 세상을 보호하는 에너지를 상징하는데 이 에너지가 생성되면 우주의 질서를 지키게 된다. Vishnu 신은 주기적으로 인간의 형상을 하고 지구에 내려와 인류가 올바른 것이 무엇인지 깨닫도록 한다. 이 신은 모든 선과 연민을 상징하는데 세상을 이끌어 가고 삶의 조화를 유지하고자 하는 사람들은 이 에너지에 이끌린다. **(Om namo nārāyaṇāya)**

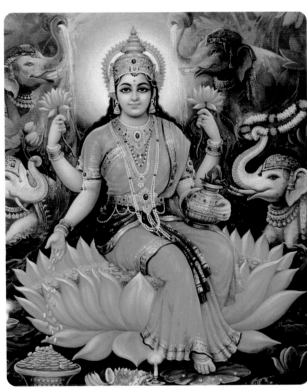

▲ 비슈누

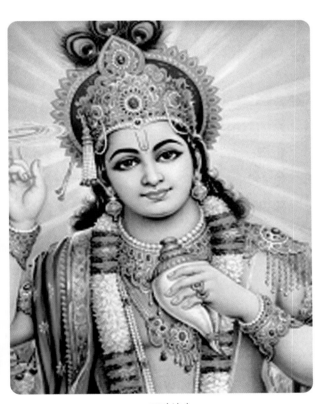

▲ 크리쉬나

④ 크리쉬나(Krishna) 신은 비슈누 신의 화신이다. 이 신은 다중인격을 갖고 있기 때문에 다양한 기질을 동시에 갖고 있기 때문에 다양한 성격을 갖고 있는 정신 수행자들이 이끌리게 된다. 이 신의 성격중의 하나는 순수한 마음으로 즐기고 기뻐하는 것이며, 자신을 추종하는 사람들에게 완전하게 자신을 버리는 법을 가르치기 때문에 신성한 사랑의 신이라고 여겨지기도 한다. 절대란 무한한 사랑을 갖고 있으며, 다른 사람을 위하여 마음을 써야 한다고 생각하는 사람들은 이 Kri?na 신에게 끌리게 된다. **(Om namo bhagavate vāsudevāya)**

- 니르구나 만뜨라(Nirguna mantra)에는 옴(Om) 이나 소함(Soham)이 있다.

Soham(소함, 나는 내 자신이다)을 암송하면 어떤 형태나 특징, 과거, 현재, 미래 등 모든 것들을 배제한 순수한 존재로서의 자아에 집중을 할 수 있다. 몸과 마음, 쁘라나는 도구일 뿐이며 의식을 구속하는 것은 아니다.

옴(Om)은 발음 그대로 쓰여 지는데 이 만뜨라는 신경계에 영향을 미치고 사람의 정신에도 영향을 끼친다. 집중하여 정확하게 아움(AUM)이라고 발음하면 인체 내에 있는 모든 분자를 일깨워, 새로운 파장을 형성하고 잠재되어 있는 정신적, 육체적 힘을 일깨운다. 게다가 신체 내에 힘과 활력을 불어 넣어 주며, 우울한 기분을 느낄 때는 이 만뜨라를 약 50번 정도 암송하면 기분이 즐거워지고 고양된 느낌을 받을 수 있다, 또 이 옴을 리드미컬하게 발음하면 마음이 평화로워지며 강력한 집중력이 생긴다. 이 과정을 통해 관찰력과 영감을 얻게 되는 것이다.

인도의 성자 시바 난다는 '옴과 함께 생활하며, 옴으로 명상하되, 옴을 들이 마시고, 옴을 내쉬어라. 그리고 옴안에서 안식하라'[3]고 말한다. 티벳 불교에서도 이 옴을 굉장히 강조하면서 암송하기를 권한다.

3 신의 찬가명상

신을 찬양하는 노래나 게송(시)등을 들으면서 명상을 한다. 인도 음악의 대가, 라비 상카라(Ravi Shankar)의 인도를 찬양하는 만뜨라 (Chants of India)로 강의실에서 감상할 수 있다.

① 축복(Mangalam)

② 3가지 유형의 숭배(Vandanaa Trayee)

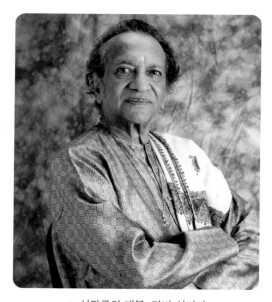

▲ 시타르의 대부, 라비 상카라

---

3) 스와미 시바난다, 라자요가 명상, p. 97.

4 걷기 명상

여가 시간을 이용해서 단풍이 아름답게 물든 공원이나 산 또는 고궁이나 강변을 거닐면서 사람들과 담소하는 것도 좋지만 침묵을 하면서 명상에 잠기는 것은 건강에 매우 좋다. 이 명상은 어떤 특정한 장소나 시간에 구애받지 않고 가족과 함께 또는 친구나 연인끼리 낙엽 또는 눈을 밟으면서도 즐길 수 있다.

걷기명상이란 말 그대로 걸으면서 하는 명상을 의미한다. 틱낫한 스님[4]은 '명상이란 한 자리에 조용히 앉아서 하는 것만을 의미하는 것이 아니라 자신의 100%를 다해 깨어 있는 마음(mindfulness)을 지닐 수만 있다면 모든 것이 명상이 될 수 있다'[5]고 한다. 그는 걷기 명상이란 대지의 힘을 내 안으로 끌어들이는 명상법이라고 강조한다. 특히 걷기명상은 수련자 자신이 스스로 자연의 힘을 느낄 수 있는 명상법으로 운동이 부족한 현대인들, 특히 하체가 약한 사람들에게 많이 권장되는 명상법이다. 또한 운전을 많이 하는 사람들은 휴식시간을 이용해서 5분이나 10분이라도 걷기 명상을 해서 다리의 경직된 근육을 이완시켜야 한다.

1. 실내나 좁은 공간에서의 걷기 명상법은 오른발 또는 왼발을 앞으로 천천히 내밀면서 '하나 또는 숨을 들이쉬고'라고 속으로 알아차리며, '왼발 또는 오른발'을 천천히 내밀면서 '둘 또는 숨을 내쉬고'라고 속으로 알아차리면서 천천히 걷되, 대퇴부에 약간 힘을 주면서 걸으면 하체가 약한 사람이나 경직된 다리 근육을 가지 사람도 점점 튼튼하고 유연한 다리 근육을 갖게 된다.

2. 야외나 넓은 장소에서의 걷기 명상법은 걷는 동안에 수식관 명상을 하듯이 걸음의 숫자를 세면서 의식적으로 숨 쉬는 연습을 하되, 눈은 전방 4-5m를 주시하면서 바르게 걷는다. 이때 수련자는 숨을 들이쉬고 내쉬는 것을 본인 스스로 알아차려야 하는데 만약 숨을 들이쉬는 동안에 세 걸음을 걷는다면 조용하게 '하나, 둘, 셋' 또는 '숨을 들이쉬고, 들이쉬고, 들이쉬고'를 각 걸음마다 조용하게 (속으로 알아차리면서) 말한다.

만약 숨을 내쉬면서 수련자가 세 걸음을 걷는다면 '하나, 둘, 셋 또는 내쉬고, 내쉬고, 내쉬고'를 각 걸음마다 조용하게 (속으로 알아차리면서) 말을 한다.

이번에는 수련자가 숨을 들이 쉴 때는 세 걸음을 걷고 숨을 내쉴 때는 네 걸음을 걷는다면 '하나, 둘, 셋, 하나, 둘, 셋, 넷' 또는 '숨을 들이쉬고, 들이쉬고, 들이쉬고, 숨을 내쉬고, 내쉬고, 내쉬고, 내쉬고'를 조용하게 하되, 계속해서 반복 수련한다. 이렇게 꾸준히 노력하면 걸음과 호흡을 동시에 즐길 수 있을 뿐만 아니라 정신 건강에도 매우 효과적이다.

---

4) 베트남 출신인 선승(禪僧)이며, 세계적인 평화 운동가인 명상가, 틱낫한(一行禪師, 1926~)은 열여섯의 나이에 불가(佛家)에 입문하였으며, 월남 전쟁 당시에 고국의 동포들을 위하여 전세계를 순회하면서 전쟁을 반대하는 연설과 법회를 열었고 불교평화대표단 의장으로 파리 평화회의를 이끈 분으로 유명하다. 1967년 마틴 루터 킹 목사로부터 노벨평화상 후보로 추천받았지만 베트남 정부의 박해를 받아 귀국을 금지당하고 1980년 초, 프랑스로 망명한 그는 프랑스 남부지역 보르도에서 명상수련센터 '플럼빌리지(Plumvillage)'를 만들었다. '자두마을'이란 의미를 지닌 이곳은 '흙과 사람, 자연과 인간이 조화를 이루는 곳'으로 세계 각국에서 온 많은 사람들이 종교를 초월해서 함께 명상 수행을 하는 곳으로 특히 그와 함께 걷기 명상을 하고자 많은 사람들이 몰려든다.

5) 틱낫한, 힘, p. 48.

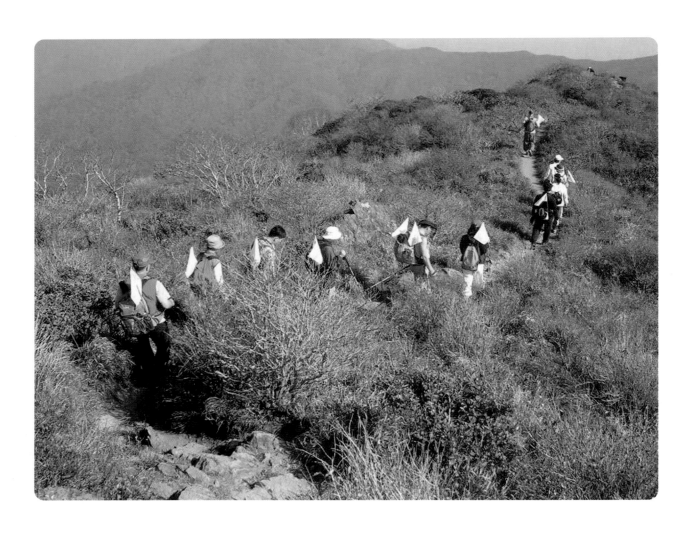

피곤할 때, 사람들은 누워서 휴식 또는 수면을 취하는데 만약 그럴 시간이 없을 경우에는 심호흡을 하면서 걷기 명상을 하면 짧은 시간 내에 피로가 풀리며 상쾌한 컨디션을 유지할 수 있어 계속적으로 어떤 일에 전념할 수 있다. 걷기를 싫어하시는 사람도 몸이 가벼워짐을 느끼게 되어 좋아하게 될 것이다.

13

요가에 도움이 되는 음식

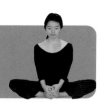

13 요가에 도움이 되는 음식

1 올바른 식생활

식생활은 우리의 건강이나 성격 등에 지대한 영양을 미친다. 즉 음식은 사람이라는 유기체를 형성하기 위한 독특한 에너지를 갖고 있다. 요가에서도 다른 학문과 마찬가지로 사람의 신체가 음식을 통해 구성된다는 점을 인식하고 있는데 이는 사람의 마음은 음식에서 나오는 미묘한 에너지로 이루어졌다는 것이다. 요가전통에서는 채식위주의 식단을 권장하는데 건강을 위해서 가장 기본적인 것 중의 하나가 몸의 구성과 조화가 되는 식생활 이다.

올바른 호흡법이 건강의 필수 요건이듯이 바른 식생활도 건강 조건 가운데 중요한 몫을 차지한다. 그렇다면 일상생활에서 우리는 무슨 음식을 어떻게 먹어야 하는지에 대하여 연구해서 실천해야만 한다. 사람들은 식생활을 개선하려 하면서도 여전히 관습적인 식생활을 그대로 유지하거나 또는 무조건 서양식을 선호해서 과다한 영양 섭취로 인하여 체중 조절에 어려움을 겪고 있다. 그러므로 식생활에 많은 관심과 함께 실천을 해야만 할 때이다.

요리법이 많이 발달했지만 맛을 위주로 하기보다는 영양이나 활력을 위주로 해야 하며, 같은 채소라도 화학 비료로 재배한 것보다는 유기질 토양에서 키운 야채를 사용해서 요리할 때 그 영양과 활력은 현저하게 다르다. 비만이나 아토피 등 음식으로 조절해야 할 문화병들을 우리는 흔히 우리주변에서 볼 수 있으며 게다가 부족한 운동부족이 우리의 건강을 더욱 해치고 있는 실정이다.

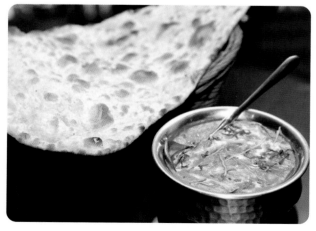

▲ 빠니르 뭄따즈

요가 경전인「시바 상히타」에서 주장하는 '요가 수행자의 몸에 나타나는 징조는 균형 잡힌 날씬한 몸, 좋은 체취, 아름다운 모습, 왕성한 식욕과 소화력 및 힘, 아름다운 모습과 용감성, 굳센 기상 등' 이다. 그럼 이러한 몸을 간직하고자 할 때는 어떻게 그리고 어떠한 음식을 섭취해야 하는가?

현상계의 존재하는 모든 것은 3가지 요소(Three Guna, 구나)로 구성되어 있다. 우리 인간도 마찬가지인데 만약 3가지 요소 중 어느 한 요소가 지배하고 있을 때, 생각과 행동이 그대로 드러난다. 다만 깨달은 자만이 3가지 요소의 특성에 지배되거나 구속되지 않고 완전히 초월(Samadhi 단계)할 수 있다.

(1) 3가지 구나(Three Guna)의 특징

a. 사뜨와 구나(Sattva-guna, 밝고 순수하며 善한 특성): 사람의 마음이 내면에 집중할 수 있기 때문에 더욱 차분하고 명확해지며 몸은 가벼워진다. 그리고 만족감을 느끼며 모든 존재에 대해 호의를 갖게 된다.

b. 라자스 구나(Rājas-guna, 이동성과 활동적인 특성)는 갈망이 강하고 정열적이며 탐욕심이 있어서 다른 사람을 해칠 수도 있다. 이 구나가 지배적일 때는 마음이 동요되어 안정적이지 못하다. 마음에 무엇인가 불편함을 느끼며, 당황스러워하기도 하지만, 외부적인 활동을 통해 기쁨을 느끼고 휴식과 위안을 가지려고 한다.

c. 따마스 구나(Tamas-guna, 어둡고, 나태함, 무기력, 방해하는 특성)는 정적인 에너지가 발생하여 마음이 무감각하며, 수동적이고 무심해진다. 특히 라자스의 활동과 사뜨와적 특성이 나타나는 것을 저지하고 반대로 작용하기도 한다(우울증 증세나 불면증, 생기가 없고 무감각한 상태에 빠짐).

(2) 각 구나의 특성을 가진 음식들

요기들은 사람들이 좋아하는 음식이나 섭취하는 음식이 그들의 의식 상태를 나타내며 깨달음과 관련이 있다고 본다. 3가지 요소의 특징에 관하여 열거하면 다음과 같다.

a. 순하고 부드러운 특징을 가진 음식들(Calming Sattvic Foods)

요가 수련자들에게 가장 적합한 음식은 사뜨와 구나의 특성을 가진 음식으로, 이들은 내부적인 균형을 유지하는 것을 도울 뿐 아니라 신체도 건강하게 해 주는데, 즉 몸에 영양분을 공급해 주고 평화로운 마음 상태를 항상 유지시킨다. 마음을 고요하게 하며, 잠재력을 최대한 개발시켜, 몸과 마음의 평화가 일치되어 에너지로 충만해 있다. 순수하고 자연적인 신선한 과일이나 건과류, 살짝 데쳐 요리한 채소나 샐러드, 곡물류, 두부나 콩, 된장, 청국장, 밤, 씨앗, 곡물류로 만든 빵, 꿀, 신선한 약초 그리고 우유와 치즈 등이다. 이러한 특성의 음식들은 쉽게 소화되며 최대한의 에너지를 우리 몸에 공급한다. 또한 요가나 명상 수련자의 건강을 증진시키며 마음을 고요하게 하며, 지성(buddhi)을 고무시킬 뿐만 아니라 에너지를 촉진시켜 준다.

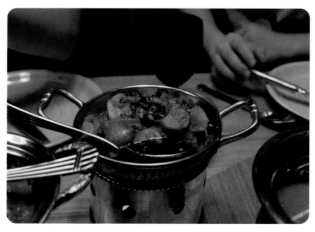

▲ 양송이 커리

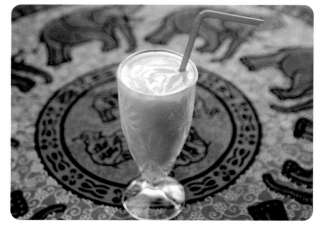

▲ 망고 라씨

b. 지나친 자극성 특성을 지닌 음식들(Overstimulating Rajasic Foods)

이러한 특성의 음식은 몸과 마음이 조화를 이루지 못해서 흥분을 일으키게 하며, 불안감을 느끼게 한다. 요기의 식단으로 부적합하다. 예를 들면 초코렛, 설탕, 자극성이 강한 홍차나 커피, 청량음료, 햄버거나 닭튀김(Fast-foods), 스넥류, 짠 음식은 가급적 피해야 한다. 많은 요기들도 양파, 파, 마늘, 고추 그리고 강한 조미료나 향신료를 사용한 음식은 가급적 섭취하지 않는다.

요기 전통에 의하면, 이러한 음식들은 우리의 몸과 마음을 자극하고 고무시켜 육체적, 정신적 스트레스와 불안감을 준다고 한다. 그렇다고 모든 요기들이 이러한 라자스적 특성의 음식을 전부 피하는 것은 아니다. 즉 뿌리채소들; 양파, 마늘, 생강 그리고 어떤 조미료들은 꾼달리니 요가(Kundalini-yoga)를 수련하는 수련자들의 정신을 강화시켜 주기도 한다.

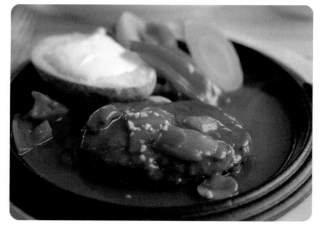

▲ 햄버그

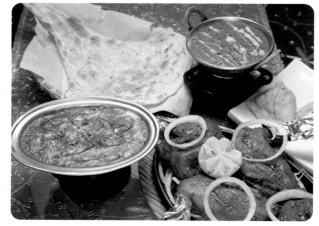

▲ 와즈완 스페셜 세트

c. 둔하고 무기력한 특성을 지닌 음식들(Dulling Tamasic Foods)

따마적인 성질의 음식들도 요기나 요가 수련자들의 식단에서 제외된다. 왜냐하면 몸과 마음에 도움이 되지 않고 무거운 느낌이 들게 하거나 무기력하게 만들기 때문이다. 질병에 대한 저항력을 소멸시키며 성냄과 분노로 인한 어두운 감정이 들게 하기 때문이다.

　고기, 생선, 계란, 술, 담배 등은 따마스적인 성질이 내포되어 있으며, 너무 익혀서 영양분이 파괴된 음식이나 인스턴트식품도 이에 속한다. 탄 음식, 통구이, 튀긴 것 등이 이에 속하는데 이러한 음식들은 사람을 둔하고 게으르게 만들며 만성병 또는 우울증을 유발시킨다.

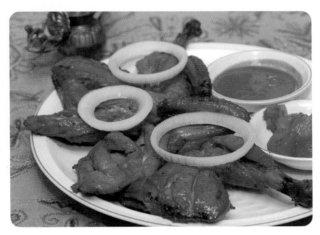

▲ 탄두리 치킨

❷ 현대인이나 요가 수련자에게 좋은 음식

(1) 자연식

　균형 있는 채식 식습관은 건강에 매우 효과적이며, 우리 몸이 필요로 하는 단백질, 탄수화물, 무기질, 미네랄 등을 다량으로 함유하고 있다고 의학적으로 증명되었으며, 통계학적으로는 육식주의자들에 비해 심장병, 당뇨병, 신장병, 뇌일혈, 암 등의 발병률이 상대적으로 적으며 질병에 대한 저항력이 강해지고 비만으로부터 벗어날 수 있다.

　많은 사람들이 채식을 반대하는 가장 큰 이유는 자연식에는 단백질이 부족하다고 생각하는 경향이 있는데 사실 육식주의자들이 오히려 좋지 않은 질(質)의 단백질을 먹고 있다는 사실을 알아야만 한다. 왜냐하면 동물성 단백질은 우리의 간이 분해하기 힘든 유독 물질인 요산을 많이 함유하고 있는데 요산 중 일부는 배설되지만 나머지 요산은 우리 몸에 누적되어 관절염 등을 유발시킨다.

　자연 식품, 견과류, 낙농제품, 콩류, 특히 간장이나 된장, 두부, 콩, 우유 등은 최고급 양질의 고단백질 식품이다. 가장 완전한 음식으로서 단백질이 풍부하고 간단하면서도 균형 잡힌 채식으로는 현미빵과 치즈, 콩, 샐러드와 우유를 섞어 만든 오트밀 등이 있다. 게다가 채식은 충분한 섬유질과 불포화지방산을 가지고 있는데 섬유질의 부족은 대, 소장에 이상을 초래한다. 보통 채식주의자가 육식주의자보다 두 배 이상의 섬유질을 섭취하는데 특히 동물성 지방은 혈액의 콜레스테롤을 높이는 주요 원인이다. 탄수화물이나 지방은 주로 에너지를 만드는 작용을 하며, 단백질이나 비타민, 미네랄은 몸을 구성하고 재생하는 기본적인 요소이다.

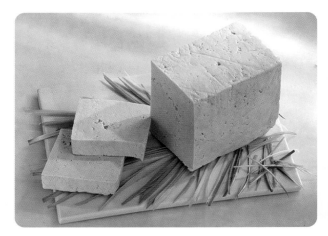

▲ 두부

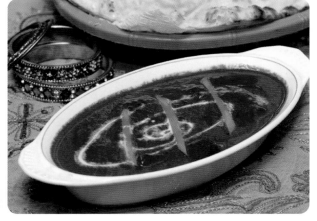

▲ 빨락 빠니르

(2) 음식의 변화(Changing Your Diet)

채식주의자가 되는 것은 자연스럽고 긍정적인 변화이며, 새로운 삶의 문을 여는 기회로 어떤 육식가는 본인의 음식을 변화시켜 채식가가 되고자 하나 변화시키는 시간이 걸릴 수도 있다. 하지만 이러한 사람들도 음식을 점차적으로 육식에서 채식으로 조화롭게 바꾸어 요리해 보는 노력이 필요하다. 육식을 줄이고 점차 알맞게 채식을 섭취하면 고기 등을 먹고 싶은 생각이 차츰 줄어드는 것을 스스로 느낌과 동시에 오히려 담백한 자연식을 선호하게 될 것이다.

채식가가 되기 어려운 분들은 고기나 생선, 계란, 술, 담배, 커피, 홍차 등을 천천히 끊으면서 요가 수행자에게 적합한 음식에 적응하게 되면 더욱 몸과 마음이 가볍고 상쾌함을 느낄 것이다. 또한 순수한 음식은 요가 수행에 도움이 될 뿐만 아니라 규칙적인 요가 동작(아사나)과 호흡법(프라나야마) 그리고 명상은 우리의 식성을 라자스나 따마스적인 음식에서 벗어나게 해 준다.

두부는 최고의 다양한 단백질 음식으로 아시아 지역에서 2000년 이상의 역사를 가진 가장 인기 있는 산물인 반면에 유럽에서는 30여년의 역사를 가지고 있지만, 맛에 있어서 그들은 두부를 카멜레온(Chameleon, 변덕장이)이라 부른다. 이는 어떤 양념을 두부에 첨부하고, 어떻게 요리를 하느냐에 따라서 맛이 다양하게 변하기 때문이다. 또한 두부를 'Bean Curd'라고도 부르는데, 메주콩을 갈았을 때 순하고 하얀 우유가 응유(凝乳)되기 때문이다.

두부의 불가사의함이란 단백질은 높고 칼로리, 지방 그리고 탄수화물은 낮으며, 콜레스테롤이 전혀 없어서 거의 완벽한 음식이다. 게다가 콩에 포함된 단백질은 심장병이나 유방암, 전립선암 그리고 폐경기 증후의 예방을 도우며 당뇨병과 소화기 계통의 병을 돕는다. 콩으로 만든 음식으로는 구운두부, 향료를 넣은 호박 치즈 케익, 두부 셀러드 등이 유럽에서 유명하다.

3 요가 식사습관

　인도 의학, 아유르베다 학설에 의하면 건강을 유지하는 데에 가장 기본적인 것은 음식 조절과 규칙적인 생활이다. 게다가 요가나 호흡 조절 또는 삶에 조화와 행복을 가져 올 수 있는 영적 수행도 한몫을 차지한다. 음식은 각 개인의 체질에 따라 선택되어야 한다.

　요가식 식단은 매우 자연스럽고 단순한데, 즉 햇빛, 공기, 토양, 물 등의 조건이 잘 갖추어진 땅에서 생산되는 곡물류(밀, 보리 등), 콩류, 채소, 과일이나 열매(호두, 잣, 밤) 등 채식이 매우 적절하며, 반대로 피자, 치즈 케익, 초코렛, 육류나, 생선, 닭, 오리 고기 등은 몸의 자연스러운 흐름을 막는 경향이 있다. 육류는 강한 독소를 지니고 있기 때문에 질병 유발의 원인이 되며, 비타민이나 미네랄이 부족하며, 불필요한 단백질을 필요 이상으로 많이 포함하고 있다. 우리 육체는 산성을 많이 포함한 음식보다는 알카리성을 많이 함유하고 있는 과일이나 채소류를 충분히 섭취하는 것이 매우 좋다. 건강한 삶과 자연의 섭리에 의하면, 육식은 비효율적이며 빨리 건강을 해치는 수가 빈번하다.

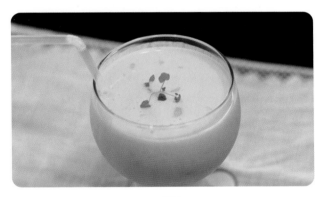

▲ 라씨

　요가식 식단을 이해하기 위해서 우리는 먼저 인도 아유르베다의 지식을 먼저 이해해야 한다. 먼저 'Ayurveda'는 life(생활) 그리고 Knowledge(지식) 또는 Science (지식)라는 산스크리트(Sanskrit) 의미(意味)로 생활 지식 또는 생활과학을 말하는데, 약 3000-3500년 전에 인도에서는 요기들이 그들의 수행과 관련해서 요가식 식단을 이미 알아서 사용하고 있었다. 아유르베다 전통에 의하면 건강은 조화된 몸과 마음 그리고 정신적 기능을 강조하는데, 즉 약, 영양물, 휴식, 운동, 마사지, 요가, 명상 그리고 다른 생활양식 (lifestyle)을 포함 시킨다.

　중국 현인들에 의하면 만물(萬物)은 두개의 정반대 힘, 음(陰)과 양(陽)의 두 작용에 기초가 이루어진다고 하며 반면에 인도 아유르베다 성인들은 3가지 요소(three Guna)에 의해서 인식된다고 한다.

　요가 전통에서 채식을 주장하는 또 다른 이유는 산목숨을 죽여 우리 육체를 부양하지 말라는 것으로 몸과 마음 그리고 언행(言行)으로 남의 생명을 가능한 해치지 말자는 아힌사(Ahimsa, 모든 생명을 고귀하게 여기고 사랑하는 것), 대자대비(Maha-karuna)이다.「시바 상히따」는 요기는 스스로 음식을 잘 절제해서 바르게 먹어야 하며 그렇지 않으면 요가 목적을 이룰 수 없다고 강조한다.

14

대체의학으로서 웰빙 요가

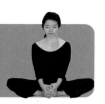

14 대체의학으로서 웰빙 요가

▉ 대체의학

　대체의학(Alternative medicine)이란 인체(人體)를 종합적이고 전인적(全人的)인 관점(觀點)에서 고찰하여 치유하고자 하는 의학(醫學)의 한 분야(分野)로 건강을 잘 유지시키고 질병을 예방하며 후유증을 최소화 시키고자 하는 의학으로서 현대의료에 지대한 영향을 미치고 있다. 이러한 치료법을 시술하는 사람들은 자신들의 기술이 효과가 있다는 것을 증명하기 위하여 끊임없이 연구하고 실험하면서 개발한다. 여기서 의미하는 대체 의학은 오늘날 정부에서 인가한 정통 치료법을 뜻하는 것이 아닌 것도 있는데 이는 질병의 치료 목적보다는 예방에 목적을 두고 있다는 사실을 염두 해 두어야만 한다. 즉 질병의 증상을 완화시키는 것을 치료의 목표로 하는데 어떤 특정한 의학적 문제에서 인간에 관한 전체적인 것, 가정의 쉬운 처방에서 복잡하게 제조된 것, 매우 효과적인 것에서부터 해악이 큰 것 등등이다. 게다가 병원의 표준화된 치료 이외에 환자들이 주로 이용하는 요법 등을 말한다.

　증명되지 않은, 비정통적·보조적인 요법으로 과학자나 임상의사의 평가에 근거하여 증명되지 않았거나 현재 권장되지 않는 예방, 진단, 치료에 사용되는 검사나 치료의 방침들을 통틀어 지칭한다. 그러나 그 효과에 대한 객관적이고 과학적인 근거가 부족해 의료계에서는 정식으로 대체의학을 인정하려고 하지 않는 실정이다. 왜냐하면 대체 의학에서 사용되는 치료법들은 엄격하게 통제된 실험으로 인해 검증이 어렵다는 사실을 또한 지적할 수 있다.

　대체의학의 비전은 바로 인간을 전인적인 관점에서 바라보면서 건강을 증진시키고 질병을 예방하거나 치료하며 후유증을 최소화하고자 하는 의학으로서, 현대의료의 큰 축을 담당했던 기존의학과 더불어 또 다른 한 축을 담당하고 있는 실정이다. 실제 대체의학에서 사용되는 많은 방법들 중에서는 치료 효과가 뛰어난 것들이 많이 있다. 이러한 것들이 아직 증명되지 않았거나 이상하다고 해서 묻어두는 경우가 있는데 적극 발굴하고 연구하여 의학의 한 분야로 발전시켜 나가야 하는 것이 올바른 길이라고 본다. 게다가 치유방법의 특징이 사람의 전체를 보면서 치료하기 때문에 '전인 의학' 또는 인간의 질병을 자연의 치유능력에 맞추어 조율해 주고 복원시켜주는 의학이라는 의미로 '자연의학'이라고도 부른다.

　오늘날의 생물의학은 우리 몸에 세균이 질병을 일으켜 인체에 병리적 손상을 가져오는 것이 원인이라 하여 해독과 백신으로 독소 제거하려는 관점에서 시작한다. 이와 같은 지식을 근본으로 연구가들과 임상학자들은 항생제의 개발로 감염을 정복하고 수술법을 완성시켜 나간다. 그리하여 생물의학은 의료체계의 전통의학으로 자리를 잡고 모든 질병의 치료와 진단에 있어서 절대기준이 되어왔다. 그러나 이미 이 전통의학에 대한 사람들의 인식이 바뀌게 되었고, 수많은 사람들이 전통의학이 아닌 대체적인 치료방법을 선호하게 되었다. 이유는 현대인들이 원하는 것은 치료가 아니라 건강이기 때문이다. 현대의학은 진단과 치료는 열심히 시도하지만 때론 약의 남용 등의 약점도 가지고 있기에 사람들로 하여금 대체의학을 선호케 하는 동기를 부여하기도 한다.

② 인도의 대체의학, 아유르베다

우리나라에서 한약이 의학계에 지대한 공로를 미치고 있는 거와 같이, 실제로 인도에서는 아유르베다 (Ayurveda), 인도 전통의학이 매우 인기가 있다. 다시 말하면 인도인들도 그들의 전통의학을 많이 의존하고 있는 실정으로 당뇨병이나 고혈압, 심장질환 환자 등에게 매우 환영을 받고 있으며 또 심도 있게 연구되고 있는 의학 분야이다.

야유르베다란 생활과학이란 뜻의 산스끄리트어로 아유(Ayu)는 '삶', 또는 '일상생활'을 의미하며 베다 (Veda)는 지식[1]을 뜻한다. 특히 아유르베다의 건강법은 종교적 성찰과 명상을 통하여 절대의 우주 의식을 경험했던 성자들의 지혜를 근본으로 하고 있다. 이러한 상황으로 미루어보아 아유르베다 전통의학이 근래에 생긴 것은 결코 아니며, 특히 명상이나 요가식 식단으로 자연식을 권장하며 현재까지 그 명맥을 잘 유지하고 있는 것으로 보아 앞으로도 꾸준히 연구될 학문분야이다.

아유르베다 전통을 잘 유지하면서 후진양성에 심혈을 기울이고 있는 북인도 바라나시에 있는 바나라스 힌두대학교의 아유르베다 의과대학교와 라지스탄의 아유르베다 의대에서는 여러 가지 약초, 즉 자연산들 뿐 만 아니라 인공 재배하는 수많은 종류의 약초들을 학교 캠퍼스에서 볼 수 있는데 이는 얼마나 인도인들이 그들의 전통의학을 믿고 의지하면서 치료를 받고 있는지를 실감할 수 있다. 의대의 교육의 수준은 상당히 높으며 수업은 거의 산스끄리트와 힌디 그리고 영어로 체계적으로 강의하며 훌륭한 인재 양성에 전력하고 있다.

학교 실험실에 구비되어 있는 각종 의료 장비는 인도 고대 문명의 수준을 감히 예측하기 어려운 실정으로 현대 과학으로도 믿기 어려울 정도로 과학적인 대체의학이라 할 만하다. 인도뿐만 아니라 티베트, 동남아시아 국가들도 그들 나름대로 그 나라 특성에 맞는 전통 의학을 가지고 각종 질병에 대처하고 있으며, 음식이나 소리, 색깔 등을 이용한 치료도 대단히 인기가 있다.

인도에서는 요가식 식단으로 채식을 위주로 하는 식사법이 장수와 건강에 큰 몫을 차지하고 있다. 이러한 식생활법은 인스턴트식이 아닌 자연적이고 유기농적인 향신료나 재료를 사용하는데 흔히 우리가 말하는 인도 카레는 인삼과 비슷하게 생긴 약초(헐디, 강황가루) 뿌리를 말려서 곱게 갈아 채소 등과 함께 요리를 하는데 독특한 냄새를 가지고 있지만 이 맛에 익숙해지면 우리의 카레는 싱거워서 먹기가 싫어진다.

---

1) 박종운 역, Ayurveda, p. 17.

이러한 자연적인 식품 등을 사용하기 때문에 일부러 구충제등을 먹을 필요가 없으며 또한 독특한 조리법을 이용해서 요리하기 때문에 쉽게 배가 고프지 않는 것도 특색이다. 그리고 이들의 말에 의하면 매 식사 때마다 6가지 맛, 단맛, 신맛, 짠맛, 매운맛, 쓴맛 그리고 떫은맛, 이중에서도 반듯이 떫은맛을 섭취해야만 하는데 이는 주로 음식을 통해서만이 보충되기 때문에 야채를 반드시 섭취할 것을 권장한다. 즉 우리가 매끼마다 김치를 먹는 것과 같다.

지역마다 식생활이 다르지만 북 인도는 주식이 밀로서 주로 짜파티 또는 로티라고 불리는 빵(밀을 껍질 체 갈아서 빻은 것)을 구워서 먹는데 이는 가루 자체가 거칠기 때문에 우리같이 부드러운 음식을 좋아하는 사람들에게는 맛도 없고 거칠어서 먹는 것이 고역이지만 이와 같은 거친 음식들은 대장암이나 취장암 등을 미연에 방지해 주기 때문에 대장암 등으로 사망하는 환자들은 우리에 비해 그리 많은 편이 아니다.

또 이들이 주장하는 것은 항상 자연식으로 가공하지 않은 음식을 그대로 먹자는 것인데 예를 들면, 아무리 더운 여름에도 찬 음료수나 냉수를 마시지 않고 날씨 온도에 맞는 물을 마시되 체온을 갑자기 떨어뜨리지 말아야 하며 반대로 겨울에는 찬물을 데우지 않고 그대로 마시며, 샤워도 냉수마찰을 더 선호하면서 몸의 체온을 갑자기 변화시키지 말아야 한다는 것이다.

짜이(홍차에 우유를 넣어 끓인 차)에 우유나 설탕뿐만 뿐만 아니라 생강이나 각종 약재 또는 뚤시(툴시)를 넣어 영향을 보충시키는데 가정마다 고유한 짜이 맛을 내는 '웰빙티(Well-being tea)로 위장을 보호해 주면서도 무더위 등에 견디어 낼 수 있는 훌륭한 강장제이다.

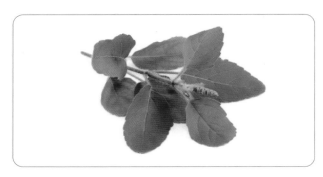

▲ 뚤시(툴시)

3 치매 예방 및 정신질환 치료의 대안

오늘날의 고령화나 핵가족 시대에서 가장 큰 사회적 문제점으로 대두되고 있는 치매와 정신질환, 우울증, 무기력증 등을 대체의학 치료법이 중요한 역할을 담당하게 되었다. 육체나 정신의 노화 과정을 저지시키기 위하여 음식 조절, 적당한 운동 그리고 규칙적인 생활 등이 필수적이다. 정신적 회춘(回春)에는 마음을 가라앉히는 것도 포함되는데 조용하고 명상적인 마음은 장수하는데 도움이 된다. 즉 적절한 요가 수행이나 명상은 영적 삶에 대한 깊은 이해와 함께 자연스럽게 회춘 방법을 터득 할 수 있는 지혜가 생긴다.

특히 명상 중에서도 염주를 돌리면서 만뜨라를 암송 한다든지 음악을 들으면서 신을 찬탄(讚歌冥想)하면서 한 생각에 몰두하는 수련을 하면 사고(思考)의 활동(活動)은 정지되고 집중하는 대상에 몰입(沒入)되어 어떤 대상자(객체)와 예배자(주체)가 하나가 되는 단계가 온다. 이때 만뜨라의 에너지가 몸과 마음의 균형을 이루도록 해 주며, 명상은 정신 상태가 고요하고 평화로워지면서 우리에게 스트레스를 주는 주요 요인으로부터 자유로워 진다.

힌두교나 불교에서 많이 권장되는 것으로 특히 염주나 단주 또는 묵주(표면이 매끄러운 것 보다는 거친 것)를 돌리면서 어떤 것을 암송하는 것은 우리의 손가락 끝에 기(氣)를 모아 주기도 하며 지압해 주기 때문에 치매에 걸린 확률이 적다는 통계도 나와 있는데 이 방법 또한 의학계에 큰 공헌을 하고 있다.

어떤 종교에 의지하면서 확신을 가지고 단순하면서도 일정한 대상에 일념으로 몰두하면 우리의 마음은 안정되고 어떤 정신 질환으로부터 자유스러워진다. 그러므로 우리의 육체와 마음 그리고 영혼을 건강하게 유지하기 위해서는 다양한 방법들, 요가, 호흡법이나 딴뜨라 암송 또는 명상법, 묵상법 등 전통 수련을 해야 한다.

게다가 명상은 우리의 무한한 잠재력을 최대한도로 이끌어내고 응축해 내기 위한 체계적인 기술이다. 이것은 마음의 훈련, 특히 집중력과 인내력의 훈련이라고 할 수 있으며, 이런 수련을 통해서 우리는 의식의 표면으로부터 저 깊은 마음의 심층까지 관찰할 수 있게 된다. 즉 이 말은 명상은 삶을 좀 더 효과적으로 살기 위한 기술, 테크닉이다. 명상을 통하여 자아를 깨닫고 내면의 무한한 기쁨을 얻을 수 있다.

오늘날 건강은 모든 사람의 가장 큰 염원이다. 건강관리는 의료보험을 떠나서 또는 의료 혜택을 받는 직업이든 아니든 상관없이 개인이나 가족에게 있어서 큰 관심사이다. 우리는 노후 생활이나 불의의 사고에 철저히 대비하면서 살아야 한다. 의사 또는 약사는 약을 처방해 주는 것은 물론이거니와 환자들의 건강 상태나 환경에 따라서, 그들의 식단이나 질병의 원인 또는 예방에 필요한 조언을 해 주며 그들의 건강에 보다 많은 관심을 보여야 할 것이다. 우리는 그런 희망적인 장래를 기대하면서 동시에 우리는 그런 시대를 우리 스스로 창조해야만 한다.

대체의약이 인간의 건강을 많이 분담하고 있는데 이는 건강관리의 주요 요인으로 약의 남용을 미연에 방지할 수도 있다. 즉 관습적인 약은 수술 할 때나 비상시 그리고 외상에는 아주 좋고 효과적이지만 반면에 역효과를 주기도 한다(위장 등에 해로운 약).

반갑게도 오늘날 많은 진보적인 의사들은 약보다는 요가나 명상 수련을 환자들에게 권장하는데 특히 정신질환, 신경성, 비만, 고혈압 또는 심장질환 환자들에게 요가나 명상을 통하여 생활 습관을 바꾸기를 권한다. 요가나 명상 등은 가장 치료를 잘하는 치료자체이다. 우리도 우선 우리 자신에게 이러한 방법을 적용해 보는 것도 좋을 것 같다. 때로는 약을 복용할 필요가 없다. 왜냐하면 요가는 가장 친한 우리의 친구이며 치료자이기 때문이다. 그러므로 요가수련이나 명상 또는 명상에 관한 것들은 사람들을 위한 소중한 프로그램이 된다. 즉 I.Q가 높은 사람들을 위한 것이 아니라, 반대로 영적 또는 정신적 특성(spiritual quality)을 가질 수 있도록 끊임없이 노력하고 연마하는 사람들을 위한 것이다.

특정한 사람들만 위한 것이 아니라 평범한 사람들을 위한 것으로 종교를 초월하고 나이나 인종의 국경을 넘어 모든 사람들이 함께 동고동락해야 한다. 우리의 행복은 우리 자신의 내면에 있다. 행복을 밖에서 찾으려고 한다면 마치 어리석은 사람이 봄날 아지랑이를 찾아 온 산을 헤매는 거와 같다.

참고 문헌

1. Swami Satyananda Saraswati, A Systematic Course in the Ancient Tantric Techniques of Yoga and Kriya, Munger, Bihar: Yoga Publications Trust, 2004.

2. Swami Satyananda Saraswati, Asana Pranayama Mudra Bandha, Munger, Bihar: Yoga Publications Trust, 2004.

3. Swami, Hariharananda Aranya, Yoga Philosophy or Pantañjali with Bh svat , University of Calcutta, 2000.

4. S.K. Khalsa, Kiss Guide to Yoga, Delhi: DK Publishing, Inc. 2001.

5. B.K.S. Iyengar, Light on Yoga, New Delhi: HarperCollins Publishers, 1997.

6. B.K.S. Iyengar, Yoga, Delhi: Dorling Kindersley, 2001.

7. M. 엘리아데, 정위교 역, 『요가』, 서울: 고려원, 1993.

8. 라마 차라카, 김재민 역, 『초보자를 위한 요가 호흡의 과학』, 용인: 도서출판 여래, 2008.

9. 레슬리 카미노프, 한규조 외 2 역, 『요가 아나토미』, 서울: 푸른솔, 2011.

10. 스가누마 아키라, 문을식 역, 『힌두교』, 서울: 여래, 2003.

11. 호이에르슈타인, 김형준 역, 『요가전통』, 서울: 도서출판 무수, 2008.

12. 길희성 역, 『바가바드 기타』, 서울: 현음사, 1988.

13. 문을식, 『인도의 사상과 문화』, 서울: 도서출판 여래, 2001.

14. 박지명 역, 주석, 『스리마드 바가바드 기타』, 서울: 동문선, 2007.

15. 배재수 編, 『요가비전』, 서울: 지혜의 나무, 2005.

16. 스와미 라마, 박광수, 박재원 역, 『히말라야의 성자들』, 上, 下, 서울: 정신세계사, 2000.

17. 스와미 시바난다, 이의영 역, 『라자요가 명상』, 서울: 하남출판사, 2004.

18. 안지용, 『요가피아』, 전남 화순: ㈜요가코리아, 2006.

19. 이태영, 『요가철학』, 용인: 도서출판 여래, 2003.

20. 이재숙 역, 『우파니샤드』, 서울: 풀빛, 2005.

21. 어니스트 우드, 박지명 역, 『요가란 무엇인가』, 서울: 하남출판사, 2002.

22. 존. M. 콜러, 허우성 역, 『인도인의 길』, 서울: 도서출판 세계사, 1995.

23. 존 스콧, 정두화 역, 『아쉬탕가 요가』, 서울: 한스컨텐츠(주), 2009.

24. 정태혁, 『요가수트라』, 서울: 동문선, 2005.

25. 틱낫한, 진우기 역, 『힘』, 서울: 명진출판(주), 2003.

26. 탁낫한, 류시화 역, 『어디에 있든 자유로우라』, 서울: 청아출판사, 2003.